V&R Academic

Frauengesundheit

Band 3

Herausgegeben von Beate A. Schücking

Beate A. Schücking (Hg.)

Selbstbestimmung der Frau in Gynäkologie und Geburtshilfe

Mit einer Abbildung

V&R unipress

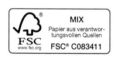

Bibliografische Information der Deutschen Nationalbibliothek

Die Deutsche Nationalbibliothek verzeichnet diese Publikation in der Deutschen
Nationalbibliografie; detaillierte bibliografische Daten sind im Internet über
http://dnb.d-nb.de abrufbar.

ISSN 2198-7122
ISBN 978-3-8471-0616-6

Weitere Ausgaben und Online-Angebote sind erhältlich unter: www.v-r.de

2., erweiterte Auflage
© 2016, 2003, V&R unipress GmbH, Robert-Bosch-Breite 6, D-37079 Göttingen / www.v-r.de
Printed in Germany.
Titelbild: Thomas Gebauer, Daydreaming woman full of Hopes
Druck und Bindung: CPI buchbuecher.de GmbH, Zum Alten Berg 24, D-96158 Birkach

Gedruckt auf alterungsbeständigem Papier.

Inhalt

Beate A. Schücking

Zur Einführung: Frauengesundheit und Selbstbestimmung

In der seit Ende des 19. Jahrhunderts geführten Diskussion um weibliche Autonomie, Gesundheit und bessere Lebensbedingungen war der Aspekt der Selbstbestimmung von jeher zentral. Im Bereich der Reproduktion fehlte den Frauen die Selbstbestimmung in besonderer Weise. Dieser Mangel konnte sie sogar ihr Leben kosten, wenn bspw. bei einer schwierigen Geburt dem Ehemann die Frage gestellt wurde, ob das Überleben von Mutter oder Kind wichtiger sei. Ähnlich weit reichende Konsequenzen hatte (und hat in ärmeren Ländern bis heute) die mangelnde reproduktive Selbstbestimmung für Frauen noch weit bis in das 20. Jahrhundert durch die Kriminalisierung von Schwangerschaftsabbrüchen und die Unerreichbarkeit sicherer Empfängnisverhütung.

In Industrieländern scheint eine solche Problematik im 21. Jahrhundert weit hinter den modernen Frauen und ihren Lebenswelten zu liegen. Der hier vorliegende Band untersucht diese Frage anhand von teils kontroversen Beiträgen, die zwischen 2001 und 2016 verfasst wurden. Es liegt damit eine um den Beitrag von Lea Beckmann aktualisierte Neuauflage des als Band 3 in der Buchreihe Frauengesundheit erschienenen Bandes vor. Ausgangspunkt der Erstauflage war eine Tagung der evangelischen Akademie Tutzing, die – als 7. und letzte einer Reihe gemeinsamer Tagungen zum Frauengesundheitsthema – seit 1994 inhaltlich von der Reihenherausgeberin geprägt wurde. In der hier vorliegenden Ausgabe beschäftigen sich die ersten fünf Beiträge mit der Praxis der Geburtshilfe. Zunächst untersucht Lea Beckmann die Wahl(möglichkeiten) des Geburtsortes in für Schwangere in Deutschland.

Danach zeigt Birgit Reime an verschiedenen Beispielen, wie das Vorenthalten von Informationen die Selbstbestimmung von Frauen vor der Geburt maßgeblich begrenzen kann. In den folgenden Beiträgen von Isabelle Azoulay und Beate Schücking werden kontroverse Standpunkte vertreten: So erfährt die Frage, ob der selbstgewählte Kaiserschnitt mit seinen gesundheitlichen Konsequenzen für Mutter und Kind auch selbstbestimmt ist, hier unterschiedliche Beantwortung. Eine Bilanzierung der Entwicklung der Geburtshilfe aus Sicht eines langjährig in diesem Bereich aktiven Gesundheitsexperten der WHO enthält der Beitrag von Marsden Wagner.

Frauenpolitische Stellungnahmen mit jeweils unterschiedlichen Akzenten enthalten die Beiträge von Ulrike Hauffe und und Ingrid Schneider, wobei Hauffe den medizinischen Umgang mit Frauen in verschiedenen Lebensphasen beleuchtet, während Schneider auf die Transformationen der Körperbilder und die Verfügungsverhältnisse über den eigenen Körper eingeht.

Gabriele Meyer und Ingrid Mühlhauser beschreiben kenntnisreich und pointiert das auch 2016 noch relevante Thema der postmenopausalen Hormonbehandlung.

Der abschließende Beitrag von Magda Telus greift die Problematik der Reproduktionsmedizin aus der Perspektive persönlicher Betroffenheit und fachkundigen Einblicks in das Geschehen auf, und analysiert zudem vor philosophischem Hintergrund. Gerade der letzte Aspekt lässt diesen Beitrag unvermindert interessant erscheinen, auch in einer Zeit, in der sich der Diskurs um die Reproduktionsmedizin um Aspekte des »social freezing«, der Eizellspende und weiterer, sich hieraus ergebender Möglichkeiten erweitert hat.

Für die neuerliche Herausgabe gibt es zwei Gründe: einerseits sind die Themen der älteren Beiträge auch nach 15 Jahren noch weiterhin, und letztlich erstaunlich aktuell, ob es nun die Entwicklung der Geburtshilfe und die Entscheidungsmöglichkeiten der Schwangeren, oder die postmenopausale Hormonbehandlung betrifft. Ein zeitgeschichtlicher Aspekt mag für die eine oder andere Leserin noch hinzukommen.

Andererseits hat sich aus den inzwischen entstandenen hebammenwissenschaftlichen Studiengängen an inzwischen mehr als einer Handvoll Hochschulen in Deutschland, Österreich und der Schweiz ein neuer Leserinnenkreis entwickelt, der gerade am für diese Berufsgruppe zentralen Thema der Selbstbestimmung besonders Interesse zeigt.

Der Anspruch des Bandes, Diskussionsbeiträge zur weiterhin national wie international geführten Auseinandersetzung um die Frage weiblicher Selbstbestimmung zu liefern, ist in jedem Fall geblieben.

Leipzig, im Frühjahr 2016

Lea Beckmann

Selbstbestimmung bei der Wahl des Geburtsortes

Die Wahl des Geburtsortes ist für die werdende Mutter als Versicherungsneh-
merin einer Krankenkasse in Deutschland im fünften Buch des Sozialgesetz-
buches wie folgt geregelt: »Die Versicherte hat Anspruch auf ambulante oder
stationäre Entbindung. Die Versicherte kann ambulant in einem Krankenhaus,
in einer von einer Hebamme oder einem Entbindungspfleger geleiteten Einrichtung, in einer ärztlich geleiteten Einrichtung, in einer Hebammenpraxis
oder im Rahmen einer Hausgeburt entbinden« (SGB V § 24f).

Aber wie wird das geltende Recht in Deutschland gelebt? Und wie partizi-
patorisch und informiert wird die Entscheidung zum Geburtsort getroffen. Wer
sind die Akteure im Gesundheitswesen, die darauf Einfluss nehmen?

Werfen wir zunächst einen Blick zurück. Bis ca. 1900 kamen fast alle Kinder in
Deutschland zuhause zur Welt. Die Betreuung der Schwangerschaft, der Geburt
und des Wochenbetts lag in den Händen der betreuenden Hebamme, die bei
Komplikationen einen Arzt hinzuziehen konnte (Frasch, 1987). Mit Beginn des
20. Jahrhunderts und verstärkt nach dem Ende des 2. Weltkrieges übernahmen
zunehmend die Krankenkassen die Kosten der Geburt im Krankenhaus auch
ohne ärztliche Indikation für eine notwendige Einweisung, die vorher für eine
Kostenübernahme zwingend notwendig war. Gleichzeitig wünschten vor allem
die Schwangeren in den Großstädten eine Geburt im Krankenhaus. Mit dieser
Entwicklung sank die Hausgeburtenrate von 70 % im Jahr 1950 auf unter 10 %
bis zum Ende der 60er Jahre (Schumann, 2009). Im Jahr 1980 wurden lediglich
0,7 % der Kinder in Deutschland zuhause geboren (Kurtenbach & Horschitz,
1986).

Gleichzeitig mit dem niedrigsten Stand der Hausgeburten hatte gegen Ende
der 1970er Jahre die programmierte, technisierte Geburtshilfe ihren vorläufigen
Höhepunkt erreicht. Mit der Begründung der vermeintlichen Planbarkeit der
Geburten wurden die Schwangeren zu arbeitszeitfreundlichen Tageszeiten in die
Klinik bestellt und die Geburt durch hormonelle Stimulation eingeleitet (Vetter,
2011). Die Kreißenden wurden wie Patientinnen behandelt. Dies beinhaltete
einen venösen Zugang, das Verbot von Essen und Trinken und den ständigen

Aufenthalt auf dem Kreißbett. Mit der Begründung der größeren Sicherheit wurde ein permanenter Herztonschreiber angelegt, der die Mobilität der Gebärenden unmöglich machte (Zimmermann, 1998).

Unter diesen Bedingungen und unter dem Einfluss der feministischen Frauengesundheitsbewegung entstanden in den 1970er Jahren die ersten »Freestanding Birth Centers« in den USA (Beittel, 1995). In Deutschland entstanden nach 1973 zunächst zahlreiche »Selbsthilfegruppen«, deren Teilnehmerinnen sich zunächst über die Erfahrungen mit dem eigenen Körper und ihre Erfahrungen mit der männlich dominierten Gynäkologie austauschten (Stolzenberg, 2000). Später gingen diese in Selbsthilfe- und Beratungszentren über, die die Frauen ermutigten, der Krankenhausroutine selbstbewusst mit eigenen Wünschen gegenüberzutreten (Beittel, 1995; Zimmermann, 1998). Einen wesentlichen Einfluss auf diese Entwicklung hatten die Veröffentlichungen von Dick-Read (1953), Leboyer (1974) und Kitzinger (1980), die alle eine frauenfreundliche Geburtshilfe proklamierten. In der Folge gründeten engagierte Berlinerinnen den »Arbeitskreis selbstbestimmte Geburt«, der 1983 in den Verein »Geburtshaus für eine selbstbestimmte Geburt« überging (Stolzenberg, 2000). Fünf Jahre später, im Januar 1987, wurde das erste Baby im Berliner Geburtshaus geboren (Zimmermann, 1998).

Während der Gründung der ersten Geburtshäuser in Deutschland stiegen die außerklinischen Geburten in Westberlin von 1,7 % (1980) auf 3,3 % (1990). Die meisten Frauen, die sich in Deutschland für eine außerklinische Geburt entschieden, kamen aus dem städtischen akademischen Milieu (Rogasch, 1998). Heute liegt der Anteil außerklinisch begonnener Geburten in Berlin mit 3,7 % deutlich über dem bundesdeutschen Durchschnitt. Davon werden lediglich ein Viertel als Hausgeburt geplant. Die Mehrzahl der Frauen in Berlin entscheidet sich für eine Geburt im Geburtshaus (Loytved, 2016).

In allen westlichen Industrieländern ist die Geburt im Krankenhaus das Übliche und das außerklinische Setting das Besondere (MacDorman et al., 2010). Seit ungefähr 10 Jahren ist die Zahl der Frauen, die sich für ein außerklinisches Setting entscheiden, mit ca. 1,6 % in der gesamten Bundesrepublik Deutschland stabil. Der Anteil der Geburten in hebammengeleiteten Einrichtungen ist mit 66,2 % doppelt so hoch wie die Hausgeburten (33,7). Es bestehen jedoch große regionale Unterschiede. So ist in Baden-Württemberg und Rheinland-Pfalz der Anteil der Hausgeburten höher als die Geburten in hebammengeleiteten Einrichtungen (Gesellschaft für Qualität in der außerklinischen Geburtshilfe (QUAG e.V.), 2014). Diese regionalen Besonderheiten stehen auch im Zusammenhang mit dem Angebot und der Existenz von Geburtshäusern und freiberuflichen Hebammen, die Hausgeburtshilfe anbieten. In den Niederlanden, in denen traditionell die meisten Kinder zuhause geboren wurden, ist die Zahl der Hausgeburten rückläufig und liegt aktuell bei 16 %. Weitere

11,4 % der Kinder werden in dem neueren Angebot der hebammengeleiteten Einrichtungen (birth centers), die meistens an eine Klinik angebunden oder in einem Krankenhaus integriert sind, geboren. Die meisten anderen europäischen Länder beschreiben eine Hausgeburtsrate von unter einem Prozent. In Schottland liegt der Anteil der Hausgeburten mit 1,4 % etwas höher. In Island liegt die Hausgeburtsrate bei 1,8 %, in England bei 2,5 % und in Wales werden 3,7 % der Kinder zuhause geboren (European Perinatal Health Report, 2013). Zu dieser europäischen Besonderheit trägt auch die unterstützende Haltung zu Hausgeburten des Gesundheitssystems in Groß Britannien bei (National Institute for Clinical Excellence (NICE), (2011).

Frauen, die sich heute für eine Geburt im außerklinischen Setting entscheiden, sind älter als der Durchschnitt der Gebärenden und verfügen häufiger über eine höhere Schulbildung (van Haaren-ten Haken et al., 2012; Brocklehurst et al., 2011; Jonge et al., 2009; Neuhaus et al., 2002).

Vor dem Hintergrund dieses relativ geringen Anteils von Frauen, die zur Geburt ihres Kindes das Krankenhaus gezielt vermeiden, stellt sich die Frage, warum manche Frauen in Deutschlandeinen anderen Weg suchen, obwohl die Mehrzahl das klinische Setting vorzieht. Worin unterscheiden sich Frauen, die zuhause gebären möchten, von Frauen, die in eine Klinik gehen? Wie läuft der Entscheidungsprozess ab, und wer oder was beeinflusst diese individuelle Entscheidung? In der Arbeit von Rogasch (1998) wurden 50 Frauen nach der Motivation zur Entscheidung, ihr Kind im häuslichen Umfeld zu gebären, befragt. Sie wurden mit 50 Frauen, die eine Klinikgeburt planten, in Einstellungen und Persönlichkeitsmerkmalen verglichen. Zusammenfassend kommt die Autorin zu dem Ergebnis, dass es sich bei den von ihr untersuchten Hausgeburtsfrauen um eine verantwortungsbewusste, gut informierte und die aktuelle geburtshilfliche Praxis kritisch hinterfragende Gruppe handelt. Die befragten Frauen, die eine Hausgeburt planten, zeichneten sich durch großes Selbstbewusstsein, Selbstvertrauen und eine geringe Ängstlichkeit vor der Geburt aus. Frauen, die eine Hausgeburt planten, kamen häufiger aus dem städtischen Milieu und hatten durchschnittlich einen höheren Bildungsabschluss. Sie waren häufig in medizinischen oder sozialen Berufen tätig. Dieses emanzipierte Rollenverständnis wurde auch in anderen Studien bestätigt (Ackermann-Liebrich et al., 1996; Cunningham, 1993; Kleiverda et al., 1990) und zeigt die besondere Bedeutung der Selbstbestimmung für diese Frauen. Während der Entscheidungsfindung zum Geburtsort hatten die Hausgeburtsfrauen einen erhöhten Diskussionsbedarf und ein größeres Bestreben nach Selbstbestimmung als die Frauen, die in einer Klinik gebären wollten. Als Gründe für die Hausgeburt gaben die befragten Frauen die gewohnte Umgebung, eine natürlichere Geburt, größere Selbstbestimmung und die vertraute Hebamme an. In der aktuellen Übersichtsarbeit von Hadjigeorgiou und Kolleginnen (2012) wurden 21 Studien zwischen 1997 und

2009 unter dem Schwerpunkt der Wahl des Geburtsortes untersucht. Die Autorinnen kommen zu dem Ergebnis, dass bei den Frauen, die sich für ein außerklinisches Setting entscheiden, ein Schwerpunkt der Motivation auf dem Recht der Selbstbestimmung und der informierten Entscheidung liegt, und empfiehlt allen Ländern den Gebärenden die freie Wahl für den Geburtsort zu ermöglichen. Weiter schreiben die Autorinnen, dass die mitunter komplexe Entscheidung für den Geburtsort oder ein Betreuungsmodell einen entscheidenden Einfluss auf die emotionale Bewertung des Geburtserlebens ausübt. Viele Frauen geben als Grund für das außerklinische Setting die Sicherheit und Geborgenheit des häuslichen Umfelds an (Murray-Davis et al., 2012; Sjöblom et al., 2006). Außerdem bemängeln sie die Interventionen in den Kliniken (Hadjigeorgiou et al., 2012 Janssen et al., 2009).

Die Sicherheit von Mutter und Kind in der außerklinischen Geburtshilfe ist umfassend untersucht und bestätigt worden (Jonge et al., 2015; Jonge et al., 2013; Hodnett et al., 2012; Wax et al., 2010; Loytved & Wenzlaff, 2007). Es gibt jedoch auch kritische Stimmen, die dem außerklinischen Geburtsort ablehnend gegenüberstehen. Das Ärzteblatt schrieb 2010: »Die neonatale Mortalitätsrate ist für Kinder, die zuhause geboren werden, um etwa das Dreifache höher als bei Neugeborenen, die stationär entbunden werden« (aerzteblatt.de, 2010). Dieser Satz bezieht sich auf die Metaanalyse von Wax et al. (2010). In diese Analyse wurden auch von Hebammen unbegleitete Geburten aufgenommen. Wenn ausgebildete Hebammen außerklinische Geburten begleiten, konnten keine signifikanten Unterschiede im maternalen und neonatalen Outcome bei Hausgeburten im Vergleich zu Klinikgeburten nachgewiesen werden. Zudem weisen die Rahmenbedingungen des Gesundheitswesens in den verschiedenen Staaten, z. B. USA und Europa, große Unterschiede auf, sodass auch das Outcome zum Teil sehr schwer vergleichbar ist.

Eine weitere große Studie aus England kommt zu dem Ergebnis, dass die Neugeborenen Erstgebärender bei Hausgeburten ein schlechteres Outcome aufweisen als die Neugeborenen Erstgebärender, die in der Klinik gebären (Brocklehurst et al., 2011). In diese Analyse wurden 64.538 Geburten gesunder Frauen mit unkomplizierten Schwangerschaften eingeschlossen. Die Vergleichsgruppen waren Hausgeburten, Geburten in hebammengeleiteten Einrichtungen und Klinikgeburten. Es wurden keine signifikanten Unterschiede beim maternalen und neonatalen Outcome aller eingeschlossenen Geburten gefunden. In einer Subanalyse wurden die unerwünschten neonatalen Ereignisse der Erstgebärenden aus der Gruppe der Hausgeburten denen der Klinikgeburten vergleichend gegenübergestellt. Die Anzahl der unerwünschten Ergebnisse aus der Hausgeburtsgruppe war jedoch so gering (n=39), dass bestimmte Wahrscheinlichkeitswerte nicht berechnet werden konnten und neonatale Mortalität und Morbidität zusammengefasst in einer Variablen bewertet wurden

(Brocklehurst et al., 2011; Krahl et al., 2013). Dennoch bezieht sich die deutsche Gesellschaft für Gynäkologie und Geburtshilfe (DGGG), (2011) gemeinsam mit dem Berufsverband der Frauenärzte e.V. in einer gemeinsamen Presseerklärung auf diese Ergebnisse und schreiben: »dass die größtmögliche Sicherheit für Mutter und Kind während der Geburt nur in einer Geburtsklinik gewährt werden kann«.

Ein aktuelles Cochrane Review schlussfolgert, dass aufgrund der nicht eindeutigen Studienlage keine evidenzbasierte Aussage zu Unterschieden des maternalen und neonatalen Outcomes von Klinikgeburten und Hausgeburten möglich ist (Olsen & Clausen, 2012).

Mit diesen Informationen und der z.T. einseitigen Beratung durch niedergelassene Gynäkologinnen und Gynäkologen eine wirklich gut informierte und partizipatorische Entscheidung zu treffen scheint für Schwangere und ihre Familien eine Herausforderung. Um eine individuelle Entscheidung zu treffen, bedarf es einer Interaktion von situativen Anreizen und persönlichen Eigenschaften (Heckhausen, 2006). Das bedeutet, dass sich nicht alle Menschen in einer vergleichbaren Situation auch ähnlich verhalten. Bei Jungermann et al. (2010) wird die Entscheidung als bewusste Beurteilung von mindestens zwei Möglichkeiten hinsichtlich ihres Nutzens und der möglichen Konsequenzen definiert. Als gelungen wird der Entscheidungsprozess von den Autoren bewertet, wenn die Ergebnisse der Recherche über die Möglichkeiten umfassend und vielseitig vorliegen. Die umfassende und vielseitige Information wird jedoch häufiger von Personen mit höherem Bildungsabschluss umgesetzt (Ahner et al., 1996; Rahden, 2011). Auch hier zeigt sich also ein Unterschied bei unterschiedlichen Voraussetzungen des Individuums. In diesem Zusammenhang muss auf die Notwendigkeit der partizipativen Entscheidungsfindung zwischen Primärmedizin (zu der die Geburtshilfe gerechnet wird) und Klientin/Klient (Patientin/Patient) hingewiesen werden, der laut Empfehlung des Sachverständigenrats eine zentrale Rolle zukommt (Sachverständigenrat, 2009). Fenwick et al. (2005) kamen in ihrer Untersuchung zu dem Ergebnis, dass die individuelle Wahrnehmung von Schwangerschaft und Geburt als entweder »risikobehaftet« oder »natürlich«, eine maßgebliche Entscheidungsgröße bei der Wahl des Geburtsortes ist.

Der Entscheidungsfindungsprozess wird von Braun (2010), unter der Zusammenfassung verschiedener Modelle, wie folgt beschrieben: »Jede Entscheidung... hat einen Anlass, ein Ziel und in der Regel mehrere Alternativen, unter denen auszuwählen ist. Außerdem findet sie in einem Kontext von situativen Bedingungen, sozialen Interaktionen und persönlichen Überzeugungen statt. Eine Entscheidung ist also immer vielschichtig. Vor diesem Hintergrund tauchen eine Reihe von Fragen auf, deren Beantwortung den Prozess und das Ergebnis der Entscheidung beeinflusst.« (Braun, 2010, S. 11). Darüber hinaus formuliert er drei Schritte zur Entscheidung, die allen Modellen zugrunde liegen. Um entscheidungsfähig zu sein, müssen in einem ersten Schritt Informationen besorgt, miteinander vernetzt, in ihrer Bedeutung erfasst und qualitativ zueinander in Beziehung gesetzt werden. Dann folgt die Entscheidung für oder gegen eine Alternative. Und im abschießenden Schritt wird die Entscheidung evaluiert (Braun, 2010, S.114).

Die Entscheidung für das außerklinische Setting ist bei den geringen außerklinischen Zahlen in Deutschland also eine Entscheidung gegen den üblichen Geburtsort und gegen die von vielen Ärztinnen und Ärzten vertretene Meinung zum sicheren Geburtsort. Vom sozialen Umfeld der Paare, die sich für eine Geburt im außerklinischen Setting entscheiden, wird diese häufig mit Mut assoziiert (Beckmann, 2015).

In dem Buch »Gebären: ethnomedizinische Perspektiven und neue Wege« von 1995 schrieb Beittel unter der Überschrift: »Aufklärungsarbeit und Informationsvernetzung zur Durchsetzung der selbstbestimmten Geburt«

> »Die Kontroverse über den sichersten Ort der Geburt und die Angriffe auf geplante Geburten außerhalb der Klinik, hat alle Beteiligten in eine Konfrontationssituation gebracht. Das Beharren auf dem ENTWEDER – ODER Modell, eng an hierarchische Strukturen gebunden, verengt den Blick für andere Optionen. Es fördert Polarisierung, deren Leidtragende nicht zuletzt Frauen und Familien sind. Angesagt ist ein kooperatives UND-UND Modell. …. Geburtshilfe zu Hause, in der Klinik im Geburtshaus im Dialog miteinander. Die letzte Entscheidung über den Ort der Geburt muß [sic] bei der Frau liegen; ihr diese Entscheidung abzusprechen heißt sie entmündigen.« (Beittel, 1995, S. 380).

Diese Aussage hat nichts an Aktualität verloren. Im Hinblick auf die sensible Phase der Familienbildung und dem Einfluss des Geburtserleben auf die physische und psychische Gesundheit der Mutter, bedarf es der größtmöglichen evidenzbasierten Auseinandersetzung mit diesem Thema. Das Recht auf Selbstbestimmung wird in Deutschland im Artikel 2(1) des Grundgesetzes garantiert. »Jeder hat das Recht auf die freie Entfaltung seiner Persönlichkeit, soweit er nicht die Rechte anderer verletzt und nicht gegen die verfassungsmäßige Ordnung oder das Sittengesetz verstößt.« Dieses Recht schließt die freie Wahl des Geburtsortes mit ein. Neben der geäußerten Skepsis in Hinblick auf die Sicherheit der außerklinischen Geburtshilfe aus dem Umfeld der Betroffenen und den daraus resultierenden Widerständen mit denen sich die werdenden Eltern auseinandersetzen müssen kommt eine aktuelle erschwerende Entwicklung hinzu. In Folge der aktuellen Erhöhung der Beiträge der Berufshaftpflicht für freiberuflich tätige Hebammen mit dem Angebot der Geburtshilfe in Deutschland, die im Juli 2015 auf jährlich ca. 6.300 Euro gestiegen sind (Deutscher Bundestag, 2015), ziehen sich viele Hebammen aus der außerklinischen Geburtshilfe zurück.

Hier bedarf es ein Umdenken der Politik und unterstützende Maßnahmen, um die Möglichkeit der freien Wahl des Geburtsortes in Deutschland zu erhalten und den werdenden Eltern die bestmögliche Unterstützung in ihrer individuellen Entscheidung zu gewährleisten.

Literatur

Ackermann-Liebrich, U., Voegeli, T., Günter-Witt, K., Kunz, I., Züllig, M., Schindler, C. et al. (1996): Home versus hospital deliveries: follow up study of matched pairs for procedures and outcome. *British Medical Journal, 313* (7068), 1313–1318.

Aerzteblatt.de (2010): *Hausgeburt gefährlicher für den Säugling als für die Mutter.* http://www.aerzteblatt.de/nachrichten/41849/Hausgeburt-gefaehrlicher-fuer-den-Saeugling -als-fuer-die-Mutter [Stand: 02.04.2016].

Ahner, R., Stokreiter, C., Bikas, D., Kubista, E. & Husslein, P. (1996): Ansprüche an die Geburtshilfe in der Großstadt: Präpartale Erhebung. *Geburtshilfe und Frauenheilkunde, 56* (1), 50–54.

Beckmann, L., Dorin, L., Metzing, S. & Hellmers, C. (2015): Die außerklinische Geburt bei Status nach Sectio caesarea: eine qualitative Analyse zur Entscheidungsfindung der Eltern für den Geburtsort. *Zeitschrift für Hebammenwissenschaft, 3*(01): 13–19.

Beittel, H. (1995): Aufklärungsarbeit und Informationsvernetzung zur Durchsetzung der selbstbestimmten Geburt. In W. Schiefenhövel, D. Sich & C. Gottschalk-Batschkus (Hrsg.), *Gebären: ethnomedizinische Perspektiven und neue Wege* (S. 377–380). Berlin: Verlag für Wissenschaft und Bildung.

Braun, W. (2010): *Die (Psycho-)Logik des Entscheidens. Fallstricke, Strategien und Techniken im Umgang mit schwierigen Situationen.* Bern: Huber.

Brocklehurst, P., Hardy, P., Hollowell, J., Linsell, L., Macfarlane, A., McCourt, C. et al. (2011): Perinatal and maternal outcomes by planned place of birth for healthy women with low risk pregnancies: the Birthplace in England national prospective cohort study. *British Medical Journal, 343*, d7400.

Cunningham, J. D. (1993): Experiences of Australian mothers who gave birth either at home, at a birth centre, or in hospital labour wards. *Social Science & Medicine, 36* (4), 475–483.

Deutsche Gesellschaft für Gynäkologie und Geburtshilfe (DGGG) (2010): Hausgeburten – erhöhtes Risiko. http://www.dggg.depresse/pressemitteilungen/mitteilung/hausgeburten-erhoehtes-risiko/ [Stand: 02.04.2016].

Deutscher Bundestag (2015): *Entlastungsregelung für Hebammen kritisiert.* https://www.bundestag.de/dokumente/textarchiv/2015/kw13_pa_gesundheit_hebammen/364496 [Stand: 02.04.2016].

Dick-Read, G. (1953): *Mutter werden ohne Schmerz:* Hoffmann & Campe.

European Perinatal Health Report (2013): *Health and care of pregnant women and babies in Europe in 2010.* http://www.europeristat.com/reports/european-perinatal-health-report-2010.html [Stand: 02.04.2016].

Fenwick, J., Hauck, Y., Downie, J. & Butt, J. (2005): The childbirth expectations of a self-selected cohort of Western Australian women. *Midwifery, 21* (1), 23–35.

Frasch, G. (1987): *Die Frage Hausgeburt / Klinikentbindung vor ihrem historischen und ihrem aktuellen Hintergrund*. Berlin: Freie Universität.

Gesellschaft für Qualität in der außerklinischen Geburtshilfe (QUAG e.V.) (2014): http://www.quag.de/quag/geburtenzahlen.htm [Stand: 02.04.2016].

Grundgesetz für die Bundesrepublik Deutschland (2014): Artikel 2(1) http://dejure.org/gesetze/GG/2.html [Stand: 02.04.2016].

Hadjigeorgiou, E., Kouta, C., Papastavrou, E., Papadopoulos, I. & Mårtensson, L. B. (2012): Women's perceptions of their right to choose the place of childbirth: an integrative review. *Midwifery, 28* (3), 380–390.

Heckhausen, J. (2006): *Motivation und Handeln* (3. Aufl.). Heidelberg: Springer.

Hodnett, E. D., Downe, S. & Walsh, D. (2012): Alternative versus conventional institutional settings for birth. *The Cochrane database of systematic reviews, 8,* CD000012. DOI: 10.1002/14651858.CD000012.pub4.

Janssen, P. A., Henderson, A. D. & Vedam, S. (2009): The experience of planned home birth: views of the first 500 women. *Birth, 36* (4), 297–304.

Jonge, A. de, Geerts, C. C., van der Goes, B Y, Mol, B. W., Buitendijk, S. E. & Nijhuis, J. G. (2015): Perinatal mortality and morbidity up to 28 days after birth among 743 070 low-risk planned home and hospital births: a cohort study based on three merged national perinatal databases. *British Journal of Obstetrics and Gynaecology, 122* (5), 720–728.

Jonge, A. de, Mesman, J. A., Manniën, J., Zwart, J. J., van Dillen, J. & van Roosmalen, J. (2013): Severe adverse maternal outcomes among low risk women with planned home versus hospital births in the Netherlands: nationwide cohort study. *British Medical Journal,* 346.

Jonge, A. de, van der Goes, B. Y., Ravelli, A. C., Amelink-Verburg, M. P., Mol, B. W., Nijhuis, J. G. et al. (2009): Perinatal mortality and morbidity in a nationwide cohort of 529 688 low-risk planned home and hospital births. *BJOG: An International Journal of Obstetrics & Gynaecology, 116* (9), 1177–1184.

Jungermann, H., Fischer, K. & Pfister, H.-R. (2010): *Die Psychologie der Entscheidung. Eine Einführung* (3. Aufl.). Heidelberg: Spektrum.

Kleiverda, G., Steen, A. M., Andersen, I., Treffers, P. E. & Everaerd, W. (1990): Place of delivery in The Netherlands: maternal motives and background variables related to preferences for home or hospital confinement. *European Journal of Obstetrics & Gynecology and Reproductive Biology, 36* (1), 1–9.

Kitzinger, S. (1980): *Natürliche Geburt. Ein Buch für Mütter und Väter.* München: Kösel.

Krahl, A., Knape, N. & Loytved, C. (2013): Stellungnahme zur Birthplace-Study in England. *Zeitschrift für Hebammenwissenschaft, 1* (1), 17–20.

Kurtenbach, H. & Horschitz, H. (1986): *Hebammengesetz: Gesetz über den Beruf der Hebamme und des Entbindungspflegers vom 4. Juni 1985.* Hannover: Staude.

Leboyer, F. (1974): *Der sanfte Weg ins Leben. Geburt ohne Gewalt.* München: Desch.

Loytved, C. (2016): *Qualitätsbericht 2014. Außerklinische Geburtshilfe in Deutschland* (Gesellschaft für Qualität in der außerklinischen Geburtshilfe (QUAG e.V.), Hrsg.). Auerbach: Verlag Wissenschaftliche Skripten.

Loytved, C. & Wenzlaff, P. (2007): *Außerklinische Geburt in Deutschland 2000–2004.* Bern: Huber.

MacDorman, M. F., Menacker, F. & Declercq, E. (2010): Trends and characteristics of home and other out-of-hospital births in the United States, 1990–2006. *National vital sta-*

tistics reports : from the Centers for Disease Control and Prevention, National Center for Health Statistics, National Vital Statistics System, 58 (11), 1–14, 16.

Murray-Davis, B., McNiven, P., McDonald, H., Malott, A., Elarar, L. & Hutton, E. (2012): Why home birth? A qualitative study exploring women's decision making about place of birth in two Canadian provinces. Midwifery, 28 (5), 576–581.

National Institute for Clinical Excellence (NICE) (2011): Intrapartum care for healthy women and babies, https://www.nice.org.uk/guidance/CG190 [Stand: 02.04.2016].

Neuhaus, W., Piroth, C., Kiencke, P., Göhring, U. J. & Mallman, P. (2002): A psychosocial analysis of women planning birth outside hospital. Journal of Obstetrics & Gynecology, 22 (2), 143–149.

Olsen, O. & Clausen, J. A. (2012): Planned hospital birth versus planned home birth. The Cochrane database of systematic reviews, 9, CD000352. DOI: 10.1002/14651858. CD 000352.pub2.

Rahden, O. v. (2011): Die Wahl des Geburtsorts. Eine Analyse der Entscheidungskriterien schwangerer Frauen am Beispiel des Hebammenkreißsaals. Bremen: Universität Bremen.

Rogasch, N. (1998): Motivation zur Hausgeburt in Deutschland. Marburg: Tectum-Verl.

Sachverständigenrat (2009): Koordination und Integration – Gesundheitsversorgung in einer Gesellschaft des längeren Lebens. Sondergutachen 2009. http://www.svr-gesund heit.de/fileadmin/user_upload/Gutachten/2009/Kurzfassung-2009.pdf [Stand: 02.04. 2016].

Schumann, M. (2009): Vom Dienst an Mutter und Kind zum Dienst nach Plan. Hebammen in der Bundesrepublik zwischen 1950 und 1975. Göttingen: V&R unipress.

SGB V, Sozialgesetzbuch Fünftes Buch (2012): Leistungen der Krankenversicherung §24f Entbindung, https://dejure.org/gesetze/SGB_V/24f.html [Stand: 02.04.2016].

Sjöblom, I., Nordström, B. & Edberg, A.-K. (2006): A qualitative study of women's experiences of home birth in Sweden. Midwifery, 22 (4), 348–355.

Stolzenberg, R. (2000): Frauengesundheitszentren und Geburtshäuser. In P. Kolip (Hrsg.), Weiblichkeit ist keine Krankheit. Die Medikalisierung körperlicher Umbruchphasen im Leben von Frauen (S. 215–258). Weinheim: Juventa.

van Haaren-ten Haken, Tamar, Hendrix, M., Nieuwenhuijze, M., Budé, L., Vries, R. de & Nijhuis, J. (2012): Preferred place of birth: Characteristics and motives of low-risk nulliparous women in the Netherlands. Midwifery, 28 (5), 609–618.

Vetter, K. (2011): 50 Jahre Perinatalmedizin. In R. Kreienberg & H. L. (Hrsg.), 125 Jahre Deutsche Gesellschaft für Gynäkologie und Geburtshilfe (S. 361–370). Heidelberg: Springer.

Wax, J. R., Lucas, F. L., Lamont, M., Pinette, M. G., Cartin, A. & Blackstone, J. (2010): Maternal and newborn outcomes in planned home birth vs planned hospital births: a metaanalysis. American Journal of Obstetrics and Gynecology, 203 (3), 243.e1–8.

Zimmermann, D. (1998): Geburtshäuser. Ganzheitliche Geburt als Alternative. München: Beck.

Birgit Reime

Wer erfährt was? – Informationen und Fehlinformationen in der Geburtshilfe

Die Unzufriedenheit mit dem Mangel an Informationen, die Frauen im Rahmen der Schwangerenvorsorge und während der Geburt zur Verfügung gestellt werden, wurde in zahlreichen Studien belegt (z. B. Martin 1990). Dass die Politik der Informationsgabe in der Geburtshilfe die Möglichkeiten der Frauen, im jeweils gegebenen Rahmen selbst über ihren Körper zu entscheiden, beeinträchtigt, soll im Folgenden anhand von drei Beispielen aus der Literatur dargestellt werden. Das erste Beispiel befasst sich mit der Informationsgabe von Hebammen an Frauen während der Geburt (Kirkham 1989). Das zweite Beispiel stellt die Kommunikation zwischen Gebärender und Arzt im Zusammenhang mit der Entscheidung für einen Kaiserschnitt dar (Hopkins 2000), während das dritte Beispiel die Informationsgabe von Klinikpersonal zu einer konkreten Prozedur im Rahmen der Pränataldiagnostik betrifft (Press und Browner 1997).

Beispiel 1: Wie informieren Hebammen während der Geburt?

Um den Informationsfluss zwischen Hebamme und gebärender Frau zu untersuchen, begleitete die britische Forschungshebamme Kirkham (1989) 113 Geburten, von denen 90 in einem großen Lehrkrankenhaus stattfanden. Um nur normale Schwangerschaften zu dokumentieren, gab es folgende Ausschlusskriterien: erhöhtes geburtshilfliches Risiko, medizinischer Beruf und Privatversicherung. Die Autorin zeichnete die Gespräche während der Geburt auf und führte zusätzlich prä- und postpartal Interviews mit 85 Frauen. Dabei zeigte sich, dass sich die Frauen bei der Aufnahme zur Entbindung sehr bewusst darüber waren, dass die Geburt eine Reise ins Unbekannte sein würde, selbst wenn es nicht ihre erste war.

Die Wahrnehmung der Konsumentinnen

Alle interviewten Frauen nannten sowohl vor als auch nach der Geburt Informationsgabe als wichtigen Aspekt der Geburtsbegleitung. Die ideale Hebamme schilderten die meisten als eine Person, die unaufgefordert so viel wie möglich exakte Informationen darüber gibt, wie der Stand des Geschehens ist und was als Nächstes passieren wird. Darüber hinaus wurde das Bedürfnis nach ehrlichen Antworten geäußert und die Abgabe nichtssagender Kommentare kritisiert. Viele Frauen betonten, dass sie im Falle einer negativen Entwicklung unbedingt unterrichtet werden wollten: »Du musst wissen, ob etwas nicht okay ist. Eine volle Erklärung. Ich fühlte mich sehr angespannt, als das Personal einfach nur schweigend den Bildschirm beobachtete.« »Ich möchte lieber alles wissen als nur auf ihre Gesichter zu schauen«, drückte eine Frau ihre Gefühle aus. »Die Hebamme sagte: ›Wenn sich der Kopf nicht dreht, werden sie eine Zange brauchen.‹ Ich war richtig froh, dass sie das sagte. Dadurch war ich vorbereitet.«

Kirkham hat beobachtet, dass die Frauen während des Aufnahmegesprächs auf die kommunikativen Normen der Station eingestellt werden: Das Aufnahmegespräch beginnt mit der Frage »Wann wurden die Wehen regelmäßig?« Darauf folgten häufig längere Beschreibungen der beginnenden Wehentätigkeit, die von der Hebamme mit »Ich trage 18 Uhr ein« o. ä. abgeschnitten wurden. Anschließend wurden die Antworten der Frauen kürzer. Nach der vaginalen Untersuchung wurden den Frauen allgemeine Ergebnisse mitgeteilt, worauf sie häufig eine Frage stellten, um den Befund in Zusammenhang mit ihren Empfindungen zu bringen. Wenn nicht geantwortet wurde, hatten sie oft das Gefühl, nicht fragen zu dürfen. Daraufhin entwickelten die Frauen eine Strategie, der Hebamme gefallen bzw. »das Richtige« tun zu wollen, um an Informationen zu gelangen.

Die Selbstwahrnehmung der Hebammen

Die Wichtigkeit der Informationsgabe wurde von den meisten Hebammen hervorgehoben. Zitate, die sowohl den Stellenwert ihrer Kommunikation mit den Frauen als auch deren Erwartungen betrafen, lauteten z. B. »Man muss alles erklären, was man tut«, »Lass sie nicht im Dunkeln …«, »Halt sie auf dem Laufenden …«, »Sag ihr was du tust, bevor du es tust«, »Gib ihr Informationen, um die Angst zu bekämpfen«, »Lass sie nicht auflaufen …«, »Erklär ihr, was der Arzt macht …«

Kirkham erklärt, sie habe durchaus umfassende Aufklärungen erlebt, während denen die Ergebnisse von Untersuchungen verständlich erklärt wurden und Prognosen gegeben wurden, was vom restlichen Verlauf der Geburt zu erwarten sei. Allerdings war dieses Verhalten nicht sehr konstant zu beobachten. Oft wurden positive Rückmeldungen nicht gegeben, z. B. bei einer Frau, die Angst vor hohem Blutdruck hatte, aber niedrigen Blutdruck aufwies. Nur wenige schlechte Nachrichten wurden den Frauen mitgeteilt, bevor die Ärztinnen/Ärzte Entscheidungen über sie trafen. Aus diesem Grund untersuchte Kirkham, in welchen Fällen bereitwilliger Informationen gegeben wurden als in anderen. Sie fand, dass der soziale Status der Frau dabei eine bedeutsame Rolle spielt. Frauen aus oberen sozialen Schichten bekamen spontan mehr Informationen als Frauen unterer Bildungsschichten. Kirkham berichtet, erstere seien routinierter darin gewesen, Informationen einzuholen und gegebenenfalls einzufordern. So kommentierte eine Hebammenschülerin ihren Umgang mit Patientinnen gegenüber einer Bibliothekarin (verheiratet mit einem Firmenchef) wie folgt: »Ich schätze die Intelligenz meiner Patientinnen ein und sehe dann, was sie verstehen werden. Zum Beispiel können sie jetzt sehen, dass der Monitor aus ist.« Der Hintergrund dieser Aussage liegt darin, dass Frauen unterer Bildungsschichten, die nicht mit Bildschirmarbeit vertraut sind, häufiger befürchten, dass Baby sei tot, wenn der Monitor nicht angeschaltet bleibt. Die Frauen, die nach Angaben der Hebammenschülerin »niedrige Intelligenz« aufwiesen, bekamen nicht mehr Informationen, um ihren niedrigeren Kenntnisstand auszugleichen, sondern weniger, weil es unwahrscheinlicher schien, dass sie Informationen verstehen würden. Die Interviews ergaben jedoch eindeutig, dass das Informationsbedürfnis in allen sozialen Schichten gleich hoch ausgeprägt ist.

Die folgenden Beispiele erläutern das Geschehen:

Die Hebamme sagt nach der Geburt über eine Lehrerin, die mit einem Professor verheiratet ist: »Nett, sie war sehr kontrolliert, sehr sensibel.« Kirkham berichtet, dass die Hebamme während der gesamten Geburt Informationen an die Frau weitergab, die es ihr erleichterten, ein Gefühl der Kontrolle zu empfinden.

Eine andere Hebamme berichtet: »... nette entspannte Frau. Ich glaube, es hat ihr gefallen. Deshalb bin ich geblieben.« (Sie hatte anderthalb Überstunden gemacht, um die Frau bis zum Schluss zu begleiten.) Die betreffende Frau war im Kreditgewerbe tätig und ihr Ehemann war Manager. Nach Angaben von Kirkham bezeichnete sich die gebärende Frau wiederholt selbst als »Baby« und gebrauchte weitere Bezeichnungen der Selbstabwertung. Ihr Ehemann war sehr geübt im Witze-machen (»joking«), so dass während der Geburt permanent gelacht wurde. Die Hebamme hatte den Fortgang der Geburt kontinuierlich erklärt und jedes Ergebnis der vaginalen Untersuchungen mitgeteilt.

Im Gegensatz dazu machte eine arbeitslose Frau, deren Ehemann Maschinist war, eine weniger gute Erfahrung: Sie stellte häufig Fragen, um herauszufinden, »was normalerweise passiert« und begann eine Reihe von Anfragen mit »Was passiert, wenn ...« Darauf erwiderte die Hebamme: »Wir warten einfach, was passiert.« Es wurden sehr wenige Informationen gegeben und Bemerkungen, die die Suche nach Informationen beinhalteten, wurden ignoriert. Zum Beispiel sagte die gebärende Frau: »Ich möchte wissen, was passiert.« Darauf erwiderte die Hebammenschülerin: »Sie werden bald eine Expertin sein.« (Ende des Gesprächs.) Die Schülerin beurteilte die Frau folgendermaßen: »Sie hat es nicht gut gemacht. Diese Frau möchte alles nach dem Lehrbuch haben. Ich war ein wenig überfordert durch so viele Fragen. Ich möchte wissen, was sie tun wird, wenn sich das Baby nicht nach dem Lehrbuch richtet.«

Weitere Einflussfaktoren auf die Informationsgabe betrafen die hierarchische Struktur. Die Schülerinnen gaben mehr Informationen als die Hebammen und diese wiederum mehr als die Ärztinnen/Ärzte. Dabei war auffällig, dass Informationen häufig zurückgehalten wurden, bis die »Vorgesetzten« das Zimmer verlassen hatten. Insgesamt herrschte jedoch die Einstellung vor, keine Information sei eine weisere Taktik, als eine falsche oder angreifbare Aussage.

»Verbale Asepsis«

Der Umgang mit der Informationssuche von Frauen unter den geschilderten Bedingungen wurde von Sheila Kitzinger (1978) als »verbale Asepsis« bezeichnet. Die Vermeidung von Keimen und der Schutz vor Infektionen dehnt sich danach quasi auf die Kommunikation aus. Beispiele hierfür lauteten wie folgt:

Frau in Eröffnungsperiode: »Ich weiß nicht, ob ich eine PDA haben will. Was denken sie?«
Hebamme: »Lassen sie uns sehen wie es läuft.« (Ende des Gesprächs.)

Frau: »Gibt es nur eine Art der Injektion?«
Hebamme: »Denken sie nicht sechs Stunden weiter oder vier Stunden weiter. Schauen sie erst mal, wie es läuft. Ich sage, schauen sie wie es läuft.« (Ändert das Thema.)

Frau: »Wie lange?«
Hebamme: »Nicht lange.«
Frau: »Wie lange ist das?«
Schweigen. Das Kind wird drei Minuten später geboren.

Frau: »Wie lange dauert es?«
Hebamme: »Babys kommen, wenn sie so weit sind.«
(Ändert das Thema)

Diese Beispiele verdeutlichen, auf welche Weise die Hebammen in der Studie von Kirkham (1989) Gespräche im Kreissaal blocken. Sie beenden Gespräche oder wechseln das Thema, vermeiden demnach die Berührung mit den Ängsten und Sorgen der Frauen. Schülerinnen lernten diese »Gesprächsstörer« sehr schnell und setzten sie vor allem in Anwesenheit ihrer Vorgesetzten ein. Hervorzuheben ist, dass die Betreuungspersonen durch das Verweigern von Informationen die Möglichkeit der Selbstbestimmung der Frauen untergraben. Die Entscheidung für oder gegen eine PDA kann bei ausführlicher Aufklärung über ihre Vor- und Nachteile sicherlich von der Frau getroffen werden. Die vorherrschende Politik der Informationsgabe und -verweigerung bewirkt jedoch, dass die Macht über den Verlauf des Geschehens in den Händen des Personals verbleibt.

Beispiel 2: Warum wählen Brasilianerinnen den Kaiserschnitt?

Die gesundheitspolitische Situation in Brasilien

Während die WHO eine Kaiserschnittrate von 15 % als Höchstgrenze empfohlen hat, liegt diese Rate in Brasilien bei etwa 36 % aller Geburten. Allerdings schwankt die Anzahl der Sectiones je nach Region, Status der Klinik und sozialer Schicht der Schwangeren: Während 42 % der Stadtbevölkerung per Schnitt entbinden, sind es 20 % der Landbevölkerung. Nur 13 % aller Frauen ohne Schulabschluss bekommen eine Sectio, Frauen mit Volksschulabschluss zu 37 %, Frauen mit weiterführendem Abschluss (quasi Realschule) zu 55 %, und Frauen mit Abitur und Studium gebären zu 81 % im OP. Um finanzielle Anreize auszuschließen, hat das Gesundheitsministerium 1980 die Bezahlung für die beiden Geburtsmodi in öffentlichen Kliniken angeglichen. Wegen des längeren stationären Aufenthalts der Patientinnen erhalten sie jedoch mindestens das Doppelte für eine Sectio wie für eine normale Geburt. Da die öffentlichen Kliniken in Brasilien überfüllt und von Personalmangel und schlechter Ausstattung gekennzeichnet sind, suchen Frauen der Mittel- und Oberschicht zur Geburt meist eine Privatklinik auf. Diese sind von den finanziellen Regelungen der Regierung ausgenommen. So verwundert es nicht, dass in vielen Privatkliniken die Sectio-Raten zwischen 80 und 90 % liegen.

In früheren Studien über die dramatisch erhöhten Kaiserschnittraten in Brasilien gaben Ärzte den »Druck« der Frauen als Grund für die vielen Schnittentbindungen an. Vor diesem Hintergrund führte die Soziologin Kristine Hopkins (2000) eine Studie über Einstellungen brasilianischer Schwangerer zum Kaiserschnitt durch. Dabei ging sie auch der Frage nach, ob Ärzte aktiv oder passiv dazu beitragen, dass Frauen eine Sectio wünschen. Hopkins führte ihre Studie sowohl im reichen Süden als auch im armen Norden durch. Sie besuchte jeweils die privaten Kliniken mit der höchsten und die öffentlichen Kliniken mit der niedrigsten Sectio-Rate am Ort. Per Fragebogen erhob sie die Einstellung von 321 Frauen und führte zusätzlich mit 41 dieser Frauen Interviews durch. Sie sprach mit Ärztinnen/Ärzten und beobachtete 29 Frauen bei der Geburt.

Mangelnde Aufklärung

In den von Hopkins untersuchten öffentlichen Kliniken bekamen 42 % der Erstgebärenden und 39 % der Mehrgebärenden eine Sectio, verglichen mit 60 bzw. 77 % in Privatkliniken. Die Auswertung der Fragebogen ergab, dass 81 % der Frauen in öffentlichen gegenüber 72 % in privaten Kliniken zustimmten, dass ein Kaiserschnitt mit großen Schmerzen verbunden sei. Jeweils zwei Drittel stimmten zu, dass eine vaginale Entbindung schmerzhafter sei als eine operative. In öffentlichen Kliniken stimmten 58 %, in Privatkliniken 41 % der Auffassung zu, die Vagina bleibe nach einer Spontangeburt »gedehnt« und verringere somit das sexuelle Erleben. Von den Frauen waren 69 % in öffentlichen, aber nur 30 % in Privatkliniken der Ansicht, eine Sectio verursache eine große Narbe. Im Hinblick auf die Sicherheit beider Methoden stimmten 22 % in öffentlichen und 30 % in Privatkliniken zu, dass ein Schnitt für das Baby das Sicherste sei.

Bezogen auf die Wünsche der Frauen vor der Entbindung zeigte sich, dass in Privatkliniken 72 % der Erstgebärenden und 37 % der Mehrgebärenden, die per Sectio entbunden hatten, ursprünglich spontan entbinden wollten. In öffentlichen Kliniken wollten 80 % der erstgebärenden und 67 % der mehrgebärenden Sectio-Patientinnen eigentlich spontan entbinden. Hopkins wertet dieses Ergebnis als Beleg, dass die Frauen nicht von vornherein einen Kaiserschnitt haben wollten, sondern erst in der Klinik bzw. unter der Geburt diesen Wunsch entwickelten. Zwei Dialoge, die sie im Kreissaal aufgezeichnet hat, geben Aufschluss über die Entscheidungsfindung und den ärztlichen Anteil daran.

»Branca«

Branca hat in ihrer ersten Schwangerschaft Wehen in einer Privatklinik im reichen Süden Brasiliens. Sie soll eventuell per Kaiserschnitt entbinden. Von ihren Kolleginnen haben sieben per Schnitt und nur eine spontan entbunden. Sie haben ihr die Sectio als schnelles, schmerzloses Verfahren geschildert. Während der Geburt dreht sich Dr. Salvio zur Interviewerin und sagt: »Wir haben wesentlich mehr Druck, Sectiones zu machen. … Wir kennen die Patientin schon während ihrer ganzen Schwangerschaft, und wir bleiben während der gesamten Wehenzeit bei ihr. In öffentlichen Kliniken kennt der Arzt nicht mal den Namen der Patientin, und die Arbeit wird von der Krankenschwester [Hebamme?] gemacht. Wir kriegen eine Menge Druck hier von den Frauen, sie wollen nicht die ganzen Schmerzen durchstehen.« Zu Branca: »Sie kamen in meine Sprechstunde und wollten bereits den Kaiserschnitt, nicht wahr?« Branca: »Na ja, wir sprachen darüber, nicht wahr? Ich will nicht die ganzen Schmerzen durchstehen.«

Eine Weile später ruft Branca mitten in einer Wehe: »Ich halt's nicht mehr aus!« Dr. Salvio dreht sich zur Interviewerin und sagt: »Sehen sie? Solche Sachen sind unterschwellig. Wir kriegen Druck. Psychologischen Druck ...« Etwas später sagt Branca erneut, sie könne es nicht mehr aushalten, und der Arzt erwidert zu der Interviewerin: »Sehen sie, das ist der vierte Versuch, mich unter Druck zu setzen.« Er versucht nicht, die Frau zu beruhigen oder ihr die Angst zu nehmen. Stattdessen legt er ihr die Frage nach einer Sectio in den Mund. In der nächsten Wehe sagt Branca tatsächlich: »Oh Salvio, nun setzte ich sie wirklich unter Druck ...« Dr. Salvio: »Wir haben eine Alternative, genannt analgesia [PDA]. Wollen sie das?« Branca: »Ich weiß nicht.« Dr. Salvio: »Sie wollen jetzt gleich einen Kaiserschnitt haben, nicht wahr?« Nach Angaben der Interviewerin war dies die erste Erwähnung einer Schmerzlinderung. Dr. Salvio sprengt nun die Fruchtblase und sagt zur Interviewerin: »Es ist grün. Meconium. Auch wenn das Baby okay ist, ist das eine Indikation für Sectio.« Er dreht sich zu Branca und ruft: »Sie haben gewonnen! Sie haben gewonnen!«

»Sofia«

Die 36-jährige Sofia bat ihren Gynäkologen um einen Kaiserschnitt wegen ihres »fortgeschrittenen Alters«, aber der sagte, das sei nicht notwendig. Seitdem wollte Sofia eine spontane Geburt. Nach viereinhalbstündiger Wehentätigkeit ordnete Frau Dr. Paulina jedoch wegen Geburtsstillstands eine Sectio an. Sie sagte zur Interviewerin: »Nur weil sie 36 ist? Nein. Alles läuft gut. Aber das heißt nicht, dass wir bis morgen früh warten.« Zu Sofia: »Wenn ich sie das nächste Mal untersucht habe, und es ging wieder nicht vorwärts nach all dem Spaziergehen, dann gibt es keinen Grund mehr für sie zu leiden.« Dr. Paulina untersucht sie zur verabredeten Zeit. Sie schüttelt ihren Kopf und sagt: »Fünf Zentimeter. Von vier Uhr bis sieben Uhr haben all die Wehen sie nicht weitergebracht.« Obwohl sie nicht direkt sagt, dass nun ein Kaiserschnitt gemacht wird, versteht Sofia, was gemeint ist. Sie ist sehr enttäuscht. Dr. Paulina sagt zur Krankenschwester: »Sie hatte das Gefühl, sich übergeben zu müssen. Wenn eine Frau keine Wehen hat, ist das eine Indikation für ein relatives Missverhältnis: Der Kopf ist zu groß im Vergleich zum Becken.« Sofia: »Aber mir war gar nicht übel!« Dr. Paulina ignoriert diesen Einwurf und sagt: »Jetzt rufe ich den Anästhesisten, den Pädiater und den Gyn-Assistenten. Und ich werde mit Ihrem Ehemann reden.« Sofia: »Fragen sie meinen Mann, was er denkt.« Sofia zur Interviewerin: »So viel Schmerzen und dann einen Kaiserschnitt – ich hätte besser von vorn herein einen machen lassen.« Als Dr. Paulina zurückkommt, fragt Sofia: »Was sagt Pedro? Dass ich einen Kaiserschnitt machen muss?« Dr. Paulina: »Ja, und

Ihre Schwiegermutter sagt das auch.« Sofia: »Aber ich musste mich doch gar nicht übergeben.« Erneut wird dieser Einwand von Dr. Paulina überhört.

Hopkins (2000) kommt zu dem Schluss, dass die Ängste vieler Frauen vor Schmerzen und Komplikationen bei der spontanen Geburt von Ärztinnen/ Ärzten dramatisiert würden. Anstatt angemessen auf die physiologischen Vorgänge unter der Geburt und den damit verbundenen Wehenschmerz vorzubereiten, würde der Kaiserschnitt als schmerzfreie Alternative dargestellt. Damit werde ein Vorgehen zur Routine gemacht, das früher Notfällen vorbehalten war. Hopkins hebt hervor, dass die Frauen nicht von vornherein den Wunsch nach einer Operation haben, sondern dass dieser Wunsch erst unter der Geburt erzeugt werde. Die Vorteile für die Ärztinnen/Ärzte liegen in der Zeitersparnis, die es ermöglicht, mehr Patientinnen zu behandeln und abzurechnen. Geplante Sectiones werden in Brasilien meist am späten Nachmittag oder frühen Abend angesetzt, wenn die Arbeit auf der Station erledigt und die Privat-Sprechstunden beendet sind. Ein weiterer Vorteil liegt in der weniger intensiven psychologischen Betreuung. Die Autorin resümiert, dass Ärztinnen/Ärzte zwar angäben, von den Patientinnen und ihren Familien quasi zu einer operativen Entbindung genötigt zu werden. Damit suggerierten sie, den Frauen das Selbstbestimmungsrecht über ihren Körper zu erhalten. In Wirklichkeit spielten die Gynäkologen jedoch eine sehr aktive Rolle im Entscheidungsprozess der Frauen für einen Kaiserschnitt.

Beispiel 3: Warum stimmen Frauen der Pränataldiagnostik zu?

Der Soziologe John McKinlay (1982) hat eine fundierte Kritik an der Art und Weise formuliert, wie medizinische Innovationen zu Standardprozeduren werden. Im Gegensatz zu den Annahmen in der Bevölkerung geschehe dies eben nicht aufgrund von randomisierten Effektivitätsstudien, sondern durch Routinisierung in der Praxis. Nach McKinlay beginnt die »Karriere« einer medizinischen Technologie mit »vielversprechenden Berichten« in medizinischen Journals. Zunächst haben diese Berichte den Charakter von Anekdoten, die aber den Eindruck eines unglaublichen Potentials erwecken. Eine Reihe dieser Berichte führen in der Regel zu einer Pilotstudie, die den Nutzen der neuen Technologie eher demonstriert als kritisch untersucht. Schnell scheint diese Technologie dann zu wertvoll zu sein, um sie der breiten Masse vorzuenthalten. Darauf werden Interessengruppen wie Ärzteverbände aktiv, die Unterstützung für die Neuheit mobilisieren und Institutionen, die Zugang dazu verschaffen. Wenn schließlich der Staat die Anwendung der neuen Technologie unterstützt, ist die Innovation unwiderruflich eingeführt und trifft auf Enthusiasmus bei der jeweiligen Zielgruppe der Patientinnen.

Press und Browner (1997) haben am Beispiel des im Rahmen der Pränataldiagnostik eingesetzten Alphafetoproteintests (AFP) untersucht, wie die Anwendung dieser Untersuchung in der Praxis begründet und von den Frauen aufgenommen wird. Dieser Test wird zwischen der 16. und 20. Woche zur Diagnostik von Neuralrohrdefekten eingesetzt und benötigt lediglich mütterliches Blut. Es handelt sich dabei um ein sehr umstrittenes Verfahren, das in früheren Studien falsch-positive Testergebnisse zwischen 8 und 13 % aufwies. In ländlichen Gegenden der USA, in denen die Verfügbarkeit weitergehender Diagnosemöglichkeiten oft nicht in näherer Umgebung gegeben ist, wurden vermutlich zahlreiche Abtreibungen nur aufgrund eines (falsch-)positiven Testergebnisses vorgenommen.

Die Autorinnen haben in einer Health Maintenance Organisation (HMO) 595 Patientinnen-Akten ausgewertet und mit 158 Frauen Interviews geführt. Daneben waren sie bei 40 Vorsorgeuntersuchungen anwesend, in denen zum Zweck des AFP Blut entnommen werden sollte. Da das Angebot des Tests in Kalifornien eine gesetzliche Vorschrift darstellt, wurde die Studie dort durchgeführt. Eine typische Interaktion sah folgendermaßen aus:

> Schwester: »(Wenn wir hier fertig sind ...) kommt Pedro zu ihnen ins Labor ... und wird ihnen zwei Termine geben. Einer ist für ihren Diabetes-Bluttest und einer für den AFP. Das ist der Test der Neuralrohrdefekte und andere Probleme entdeckt. Er kann nur zwischen der 16. und 20. Schwangerschaftswoche durchgeführt werden. Nehmen sie diese Broschüre mit nach Hause und lesen sie sie. Besprechen sie mit ihrem Ehemann, ob sie den Test wollen oder nicht, wir empfehlen ihn«.
> Belinda: »Was ist das? Blutanalysen?«
> Schwester: »Ja, nur ein Stich in den Arm.«

Auffällig an dieser Kommunikation ist, dass sie mit der klaren Annahme beginnt, dass der Termin tatsächlich stattfinden wird. Nach einer kurzen Erklärung des Tests wird die Frau auf die knappe Zeit zur Entscheidung hingewiesen. Auf Nachfrage wird nicht der Sinn sondern der Ablauf des Tests erklärt. Im folgenden Interview begründet die Krankenschwester ihr Verhalten:

> »Es besteht ein großer Druck von Seiten der Firma (der HMO), den Test durchzuführen und zu dokumentieren ... Wissen sie, wir hatten zwei Gerichtsverfahren in einem Jahr und all unsere Profite flossen in diese Millionenverfahren hinein, weil der AFP nicht gemacht worden war und es Probleme gab ... Na ja, jetzt müssen wir die Frauen ... dreimal kontaktieren, per Telefon, registrierten Brief und Telegramm, so dass wir zumindest die Dokumentation haben ob ja oder nein in der Akte. Sie kommen häufig recht früh in der Schwangerschaft, deshalb sehen wir sie manchmal gar nicht (in der relevanten Vierwochenperiode), wir sind also immer noch haftbar, weil wir trotzdem die Vorsorge initiiert haben ... Deshalb ist das so großer Druck von Seiten der Firma.«

Die Autorinnen haben in Interviews mit den Frauen nach deren Motivation für die Durchführung der Untersuchung gefragt und hörten folgende Antworten:

»Heutzutage haben sie so moderne Technologie … Sie können dir bestimmte Dinge erzählen, die du selbst nicht direkt fühlen kannst, aber durch ihre moderne Technologie, die sie jetzt haben, können sie dir alles sagen.« Andere Frauen ließen sich Blut abnehmen, »damit man ein gesundes Baby bekommt« oder »damit alles gut geht«. Es wurde auch offene Kritik an Frauen ausgeübt, die den Test nicht in Anspruch nahmen: »Andernfalls ist das Baby richtig arm dran« oder »Ich habe eine Reihe von Freundinnen, die keine Pränataldiagnostik bekamen und das Baby war richtig krank. Das Baby von einer Freundin von mir ist gleich nach der Geburt gestorben, durch den Mangel an Pränataldiagnostik … Eine Freundin musste einen Kaiserschnitt haben, weil sie Pränataldiagnostik zu spät gestartet hatte.«

Insgesamt zeigten sich nur etwa 10 % der befragten Frauen über den Zweck und die Implikationen des AFP informiert. Die größte Anzahl der Frauen nahm das Verfahren jedoch als Teil der Routine-Schwangerschaftsvorsorge wahr. Sie zeigten sich froh über das Angebot und stellten es nicht in Frage, da es in ihren Augen lediglich ein weiterer wertvoller Baustein war, um ein gesundes Kind zu erhalten. Die Autorinnen heben hervor, dass das in den USA sehr heftig diskutierte Thema Abtreibung nur ganz selten Inhalt der Gespräche zwischen Anbieterinnen/Anbietern und Konsumentinnen war, obwohl ein positives Testergebnis eben diese Problematik aktualisiert hätte. Anstatt die Frauen über die Implikationen des Tests, seine Sensitivität und Spezifität sowie über die fehlenden Therapiemöglichkeiten bei einem (richtig-)positiven Ergebnis aufzuklären, findet eine Routinisierung des Verfahrens statt: Es wird reduziert auf einen Stich in den Arm. Basierend auf der Theorie McKinlays über die Etablierung einer neuen medizinischen Technologie ist zu schließen, dass die Verfügbarkeit des Tests auf Seiten der Frauen größtenteils auf Enthusiasmus trifft, der in keinem Verhältnis zum tatsächlichen Nutzen des Verfahrens steht. Es ist naheliegend, dass die Frauen den Test bei einer besseren Aufklärung häufiger verweigern würden. Insofern zeigt dieses Beispiel erneut, wie das Selbstbestimmungsrecht der Frau durch das Verweigern von Informationen missachtet wird.

Schlussfolgerungen

Die aufgeführten Beispiele machen deutlich, dass die Beziehung zwischen Anbieterinnen/Anbietern (d. h. Hebammen, Ärztinnen/Ärzten und Pflegekräften) einerseits und Konsumentinnen in der Geburtshilfe nicht gleichberechtigt sondern asymmetrisch ist. Aus mindestens vier Gründen besteht ein Machtgefälle zwischen Gynäkologinnen/Gynäkologen bzw. Hebammen und den Frauen:

1. Auf Seiten der Anbieterinnen/Anbieter besteht ein Wissensvorsprung über den Gesundheitsstatus der Frau und des Babys, der in der professionelle Ausbildung der Expertinnen/Experten begründet liegt. Dies ermöglicht ihnen die Anwendung von Kenntnissen und Fertigkeiten (wie z. B. das Anlegen und richtige Interpretieren des CTGs), über die die schwangere Frau in der Regel nicht verfügt. Deren eigene Kenntnisse basieren häufig auf »Intuition« oder subjektiver Wahrnehmung, die – mangels klinischen Beweisen – zunächst oft nicht ernstgenommen werden.

2. Des Weiteren ergibt sich ein Machtgefälle durch die unterschiedlichen Anliegen der verschiedenen Interaktionspartner. Gynäkologin/Gynäkologe und Hebamme sind im Dienst, ihr Handeln wird durch professionelle Vorgaben und Routine bestimmt. Dagegen befindet sich die Frau in einer seltenen biographischen Ausnahmesituation. Sie wird sich an die Individuen, die sie in diesem Moment betreuen, lange erinnern können. Ihre herabgesetzte Wahrnehmungsschwelle steht zu der gedämpften Aufmerksamkeit der Professionellen in scharfem Kontrast.

3. Professionelles medizinisches Handeln ist mit Entscheidungsmacht verbunden. Der Wunsch nach Schmerzlinderung, Einleitung der Geburt, Kaiserschnitt oder nach einem natürlichen Geburtsverlauf ohne Technisierung kann von Seiten der Hebammen und Gynäkologinnen/Gynäkologen befürwortet und mitgetragen oder abgelehnt werden. Dass nicht nur klinische bzw. forensische, sondern auch z. B. ökonomische oder hedonistische Motive eine Rolle z. B. bei ärztlichen Entscheidungen für einen Kaiserschnitt spielen, wurde vielfach belegt (z. B. Brown 1996). Die schwangere Frau ist insofern von den Entscheidungen der Anbieterinnen/Anbieter abhängig.

4. Soziokulturelle Unterschiede zwischen Anbieterinnen/Anbietern und Konsumentinnen können die soziale Distanz zusätzlich verstärken. Ärztinnen/Ärzte und Hebammen entstammen häufig der Mittelschicht und praktizieren den dort gebräuchlichen elaborierten Sprachcode (Bernstein, 1972), der u. a. durch die häufigere Verwendung von Fremdworten gekennzeichnet ist. Frauen unterer sozialer Schichten werden demnach nicht nur mit der geburtshilflichen Fachsprache, sondern auch mit verbalen Demonstrationen höherer Bildung bzw. eines höheren sozialen Status konfrontiert (Freidson 1979).

Aus den genannten Gründen besitzen Anbieterinnen/Anbieter von medizinischen Leistungen gegenüber den Konsumentinnen in der Regel Wissensvorsprünge über den Ablauf, den Zweck und die Notwendigkeit medizinischer Maßnahmen. Deshalb entscheiden sie, welche Interventionen vorgenommen werden sollen. Sie nehmen damit die Rolle eines so genannten Sachwalters ein. Um dem Konzept der »mündigen Patientin« gerecht zu werden, müsste die

Konsumentin den Ablauf der Eingriffe jedoch verstehen und ihnen zustimmen. Es müsste ein Arbeitsbündnis (»informed consent«) hergestellt werden, so dass die Patientin umfassend über die jeweilige Intervention, ihre Erfolgsaussichten und mögliche Risiken informiert wird.

Dass nicht nur die in der Hierarchie an der Spitze stehenden Ärztinnen/Ärzte, sondern auch Hebammen manchmal kein Interesse an Aufklärung haben, zeigt die Studie von Kirkham (1989). Ein möglicher Weg zu mehr Partizipation kann die Bildung von Interessengruppen im Bereich der Geburtshilfe sein, in dem Frauen sich als Konsumentinnen zusammenschließen und ihr Recht auf Information stärker einfordern. Im Vergleich zu anderen europäischen Ländern wie Großbritannien, in denen der National Childbirth Trust (Kitzinger 1990) die Interessen der Frauen aufgreift, ist in der Bundesrepublik die so genannte Laienbewegung im Bereich der Geburtshilfe kaum organisiert. Dabei hat die Frauenselbsthilfebewegung in den USA gezeigt, dass sie aktiv Einfluss auf die klinische Praxis nehmen kann: Als die Hysterektomie gegen Ende der siebziger Jahre der häufigste operative Eingriff in den USA geworden war (vor Mandel- und Blinddarmoperationen!), bildeten sich Interessengruppen auf Konsumentinnenseite, die u. a. die Ausbildungsordnung der Gynäkologen (erforderliche OPs für die Facharztzulassung) sowie die Indikationsstellungen für die Gebärmutterentnahme kritisch prüften und zur Diskussion stellten. Sie setzten der Fehlinformation über den vermeintlichen Nutzen der Hysterektomie fundierte Aufklärungskampagnen entgegen. Eine ähnliche Situation stellt sich gegenwärtig beim so genannten Wunschkaiserschnitt, der zumindest teilweise auf Fehlinformationen über die Risiken des Eingriffs beruht. Bei der Diskussion dieser OP wird von ärztlicher Seite gelegentlich das Selbstbestimmungsrecht der Frauen als Argument für die Durchführung der primären Sectio genannt. Dazu meint die britische Forschungshebamme und Epidemiologin Rona McCandlish (2002): »Ich kann es nicht glauben, dass schwangere Frauen plötzlich solch eine Macht haben, dass wir Gesundheitsexpertinnen/Gesundheitsexperten einfach zurückweichen und ihren Forderungen nach diesem riesigen Eingriff hilflos nachkommen. Seien wir ehrlich … wer hat wirklich die Macht? Und wem passt dies so sehr?«

Literatur

Bernstein, B. Studien zur sprachlichen Sozialisation. Düsseldorf: Schwann, 1972.
Brown, Shelton. Physician demand for leisure: Implications for cesarian section rates. *Journal of Health Economics*, 15, 1996, 233–242.
Freidson, Eliot. *Der Ärztestand*. Stuttgart: Enke, 1978.

Hopkins, Kristine. Are Brazilian women really choosing to deliver by cesarian? *Social Science and Medicine*, 51, (2000), 725–740.

Kirkham, Mavis. Midwives and information-giving during labour. In: Robinson, Sarah & Thomson Ann M. (eds.). *Midwives, Research and Childbirth*. Vol. 1, London: Chapman & Hall, 1989, 117–138.

Kitzinger, Jenny. Strategies of the Early Childhood Movement: A case-study of the National Childbirth Trust. In: Garcia, Jo, Kilpatrick, Robert & Richards, Martin (eds.). *The politics of maternity care. Services for childbearing women in twentieth-century Britain.* Oxford: Clarendon Press, 1990, 92–115.

Kitzinger, Sheila. Pain in childbirth. *Journal of Medical Ethics*, 4, 1978, 119–121.

Martin, Claudia. How do you count maternal satisfaction? A user-commissioned survey of maternity services. In: Roberts, Helen (eds.). *Women's health counts.* London: Routledge, 1990, 147–166.

McCandlish, Rona. The caesarean section: The role of the Mother's choice. Vortrag gehalten auf dem Kongress Neue Perspektiven in Hebammenkunst und Geburtshilfe, Marburg, 2000. Deutsch: Der Kaiserschnitt: Die Rolle der Wahl der Mutter. *Deutsche Hebammenzeitschrift*, 6, 2002.

McKinlay, John B. From »promising report« to »standard procedure«: Seven stages in the career of a medical innovation. In: Milbank, John B. (Hrsg.). *Technology and the future of health care.* Milbank Reader, Vol. 8, Cambridge: MIT Press, 233–270.

Press, Nancy & Browner, C.H. Why women say yes to prenatal diagnosis. *Social Science and Medicine*, 51, (1997), 979–989.

Beate A. Schücking

Kinderkriegen und Selbstbestimmung

Ausgangspunkt dieser Ausführungen ist die zentrale Stellung der Frau
- weder als Opfer der Gesellschaft noch als Täterin, sondern als entscheidungsfähiges (und auch moralisch selbständiges) *Individuum:* Sie kann individuell bestimmen – oder sollte es können.
- Der Beginn einer Schwangerschaft ist in den westlichen Industrienationen zumeist ein erwünschtes, oft auch langfristig geplantes Ereignis. Bei einer Geburtenrate von 1,4 pro Frau ist Bedeutung und Ablauf dieser Lebensphase deutlich verändert, die weibliche Biographie weniger durch Reproduktivität geprägt. Wenn die »Umstände« aber eingetreten sind, wird ihnen individuell wie medizinisch viel Aufmerksamkeit beigemessen. Hierzu einige epidemiologische Daten:

Der Niedersächsischen Perinatalerhebung[1] zufolge weisen schwangere Frauen – und damit Schwangerschaften – derzeit folgende Charakteristika auf:
- Mit einem gewissen Unterschied zwischen den alten und den neuen Bundesländern entschließen sich Frauen in Deutschland heute relativ spät, Kinder zu bekommen. Das Durchschnittsalter der Erstgebärenden ist in den letzten 12 Jahren kontinuierlich angestiegen von 25,8 auf 27,9 Jahre.
- Nur wenige Frauen (unter 7 %) geben an, alleinstehend zu sein; als Herkunftsland weist der Perinatalbogen für mehr als 85 % aller Schwangeren Deutschland aus. Weniger als 2 % aller Frauen erwarten nicht nur ein Kind, sondern Zwillinge oder höhergradige Mehrlinge; dieser Anteil ist seit Einführung der Reproduktionstechniken etwas angestiegen. Etwa die Hälfte der Schwangeren gibt eine Berufstätigkeit an; dabei dominieren wenig qualifizierte Berufe. Leitende Tätigkeiten werden nur von rund 10 % der Frauen angegeben, eine mittlere Qualifikation von 7,4 %. Bei den Partnern sind diese

---

1 Die sorgfältig geführte niedersächsische Perinatalerhebung umfasst mehr als 70000 Geburten/Jahr; und dokumentiert >90 % der Klinikgeburten; ihre Daten werden als repräsentativ für Westdeutschland angesehen.

qualifizierteren beruflichen Positionen mehr als doppelt so häufig angegeben. Nach Aussage des Frauengesundheitsberichts (FGB 2001) ist Berufstätigkeit heute eher als sozialer und gesundheitlicher Vorteil zu werten, da sich günstigere Geburtsergebnisse nachweisen ließen. Der Perinatalerhebung von 1998 zufolge wurde die Frage, ob sie ihre Berufstätigkeit während der Schwangerschaft als Belastung empfunden hätten, allerdings von 9,6 % der Frauen bejaht.

- 78,8 % der Frauen bezeichneten sich als Nichtraucherinnen. Der Anteil der Raucherinnen liegt damit bei über 20 %. Dies ist insofern beachtenswert, da Rauchen in der Schwangerschaft als wesentlicher Risikofaktor für Mangel-entwicklung und entsprechende postpartale Probleme des Kindes sowie für Frühgeburtlichkeit gilt. Diese Zusammenhänge haben sich auch unlängst anhand bundesweiter quantitativer Untersuchungen erneut verifizierten lassen (Voigt, 2001). Beachtenswert sind sicherlich die psychosozialen Fak-toren des Rauchens (Begenau et al., 1996).

Schwangerenvorsorge als etabliertes Programm, an dem wirklich alle Schwan-geren mit einer Frequenz von zehn und mehr Untersuchungen in der normalen Schwangerschaft teilnehmen sollten, hat sich in den letzten 30 Jahren in allen Industrieländern etabliert. Als Argument für ihre Einführung wird vor allem die Möglichkeit angeführt, die Symptome früh zu erfassen, die Anzeichen schwerer Erkrankungen, die die Gesundheit von Mutter und Kind erheblich gefährden können, sind. Mit Hilfe des Mutterpasses und anhand der in Deutschland üb-lichen Schwangerenvorsorge (festgelegt durch die Mutterschafts-Richtlinien) ist der Verlauf der Schwangerschaft recht sorgfältig dokumentiert und damit nachvollziehbar. Die meisten Schwangeren (derzeit etwa die Hälfte) werden bereits bis zur 8. Schwangerschaftswoche (SSW) erstmals untersucht. Innerhalb der ersten 12 Wochen sind es knapp 90 % aller Schwangeren. Etwa 75 % aller Schwangeren nehmen mehr als zehn Vorsorge-Untersuchungen in Anspruch (BMfJFSF, 2001; NPE, 1998). Nur eine verschwindend kleine Zahl der Frauen nimmt überhaupt nicht an den Vorsorge-Untersuchungen teil. Die Inan-spruchnahme von Schwangerenvorsorge (Urbschat, 1999) zeigt allerdings, dass auch in jüngster Zeit noch, wie bereits von Collatz et al. (1983) beschrieben, vor allem die Nicht-Risiko-Behafteten, besser ausgebildeten und weit überwiegend deutschen Frauen die Schwangerenvorsorge intensiv nutzen, während das ei-gentliche Risiko-Klientel unterdurchschnittlich häufig teilnimmt.

Pränatale Diagnostik, z. B. die durch die Mutterschafts-Richtlinien vorge-schriebenen drei Ultraschall-Untersuchungen erfolgt z. T. im Rahmen dieser Vorsorge-Untersuchungen. Im Durchschnitt werden jedoch deutlich mehr als diese gesetzlich vorgeschriebenen Ultraschall-Untersuchungen vorgenommen. Eine vorgeburtliche Diagnostik durch Fruchtwasserpunktion oder Entnahme von fetalen Zellen durch Chorionzotten-Biopsie erfolgt zusätzlich bei rund 10 % aller Frauen in Niedersachsen. Bundesweit liegt die Spanne zwischen 6,5 und 13 % (BMfJFSF, 2001).

Kritisch betrachtet werden muss nach Ansicht der Autorin, dass in den anhand der Mutterschafts-Richtlinien gestalteten Mutterpässen eine Vielzahl von möglichen Risikofaktoren ungewichtet aufgeführt ist, die im Sinne eines Ankreuz-Kataloges mit Mehrfach-Nennungs-Möglichkeit während der Schwangerschaft in den Arztpraxen ausgefüllt werden. Aus gesundheitswissenschaftlicher Perspektive führt dies zu der seltsamen Situation, dass in einem Land mit überdurchschnittlich gutem Gesundheitsstatus und niedriger durchschnittlicher Parität die Mehrzahl der Frauen unter diesem »Risiko-Konzept« zur Risiko-Schwangeren deklariert wird.

Ein am Maßstab der Weltgesundheitsorganisation (WHO, 1996) gemessener Anteil von Risiko-Schwangerschaften läge dagegen deutlich niedriger. Die beiden Hauptgründe, die im Lauf der letzten Jahre zunehmend deutsche Frauen zu echten Risiko-Kandidatinnen in der Schwangerschaft haben werden lassen, sind zum einen vorangegangene Kaiserschnitte – was bei einer bundesweiten Kaiserschnittrate von ca. 20 % seit mehreren Jahren nicht weiter verwunderlich ist (Schücking, 2001). Ein weiterer Grund ist das steigende Alter der Erstgebärenden. Derzeit liegt deren Durchschnittsalter bei 28 Jahren (BMfJFSF, 2001). Zwar steigt mit zunehmendem Lebensalter erwiesenermaßen die Wahrscheinlichkeit, dass vor oder während der Schwangerschaft z.B. Herz-Kreislauferkrankungen, Stoffwechselprobleme oder Venenerkrankungen auftreten, für gesunde Frauen kann jedoch nicht von einem allein altersbedingten Risiko ausgegangen werden. Die Altersgrenze, ab der von einer »späten Erstgebärenden« geredet wird, die damit als potentielle Risikoschwangere gilt, hat sich in Deutschland von ursprünglich 25 Jahren kontinuierlich nach oben bewegt und liegt derzeit bei 35 Jahren. In anderen Ländern dagegen liegt diese ›Risiko-Grenze‹ bei 38, 39 oder sogar 40 Jahren (Schücking, 1995).

Anhand der vorliegenden Daten aus Mutterpass und Perinatalerhebung dagegen schwierig einzuschätzen, ist der tatsächliche Gesundheitszustand von Frauen während der Schwangerschaft. Hier ist zum einen die Qualität der antepartal erhobenen Daten nicht ausreichend (Jahn et al., 1996) zum anderen sind wichtige Zusammenhänge, wie beispielsweise die in der Schwangerschaft bei nicht ausreichender Jodversorgung gefährdete Gesundheit der Schilddrüse, gar nicht erfasst.

Der Fokus medizinischer Forschung liegt darüber hinaus weniger auf der Gesundheit der Schwangeren als vielmehr auf dem »fetal outcome«. Tatsächlich ist die perinatale Mortalität in den 33 Jahren seit Einführung der Mutterschaftsrichtlinien in Deutschland deutlich gesunken. Dieses Phänomen trat allerdings in allen Industrieländern auf, unabhängig von der Art der Schwangerenvorsorge und insbesondere auch unabhängig davon, von welchem Berufs-stand – ÄrztInnen oder Hebammen – diese durchgeführt wurde (BMfJFSF, 2001). Die in Deutschland vom Umfang der Untersuchungen her ständig intensivierte Schwangerenvorsorge hat gleichzeitig offensichtlich keinen Einfluss auf wesentliche, in der Schwangerschaft auftretende Probleme gehabt. Zwar haben 16 % der Frauen mindestens einen Krankenhausaufenthalt in der Schwangerschaft und bei 5 % aller Schwangeren erfolgen Maßnahmen zur Behandlung einer drohenden Frühgeburt (NPE, 1998); dennoch werden zum als physiologisch geltenden Zeitraum nach 37–41 Wochen Schwangerschaft nur knapp 90 % aller Kinder geboren. Relativ groß – und dies seit Jahrzehnten unverändert! – ist die Gruppe der Frühgeborenen mit über 7 %. Vielfach wird auch fetaler Wachstumsrückstand nicht präpartal erkannt und selbst die Fehlbildungsdiagnostik hat nur bei wenigen Experten eine gute Sensitivität aufzuweisen. Ebensowenig hat sich bisher die antepartuale Mortalität beeinflussen lassen (Jahn et al., 1998).

Aus den Erkenntnissen der bisherigen wissenschaftlichen Untersuchungen wird letztlich vor allem klar, dass noch zu wenig über die Schwangerschafts-Physiologie bekannt ist, um deren breites Spektrum von Frau zu Frau gerade in Bezug auf Normabweichungen richtig interpretieren zu können. Umso bedenklicher erscheint daher, dass in der derzeit in Deutschland üblichen von Fachärztinnen und -ärzten durchgeführten Schwangerschaftsvorsorge wenig Wert auf individuelle und psychosoziale Betreuung gelegt wird, während wissenschaftlich umstrittenes Ultraschall- und CTG-Screening breiten Raum einnimmt.

In Bezug auf die Entbindung entscheiden sich derzeit mehr als 99 % aller Frauen für eine »moderne« Form der Geburt, allerdings in zum Teil sehr verschiedenen Varianten. Entsprechend kann man feststellen:

- 1. gibt es eine immer noch große Gruppe von Frauen, die »einfach den normalen Weg geht« – in die Entbindungsabteilung des nächstgelegenen Krankenhauses, oder ggfs. nach Risiko-Abwägung ihres Arztes auch ins Perinatalzentrum. (Auf die Folgen dieser Entscheidungen wird später eingegangen.)
- Eine 2., ebenfalls große und wachsende Gruppe von Frauen informiert sich besonders intensiv, und deutlich über das Angebot medizinischer »Normalversorgung« hinaus. Diese Gruppe ist gespalten: einige – wie viele, ist offen! – von diesen gut informierten, meist überdurchschnittlich gebildeten Frauen entscheiden sich für den maximalen Technikeinsatz – vielleicht weil sie sich davon die größtmögliche Befreiung von »natürlicher Unbill« wie Schmerzen, Warten auf Geburtstermin usw. versprechen – sozusagen als Geburt mit einem Minimum an negativen Empfindungen. Sie sind die Kandidatinnen für »Wunschsectio« oder Peridural-Anästhesie vor der ersten Wehe, und mir scheint, dass sich das frauenärztliche Angebot – auch außerhalb der gesetz-

lichen Krankenversicherung (GKV) – zunehmend an diese Gruppe richtet (und vielleicht auch Nachfrage erzeugen will – die Vorteile lägen auf der Hand). Einen Lebensabschnitt später sind diese Frauen möglicherweise die Kundinnen fürs Anti-Aging.

– Eine andere, größere Gruppe dieser gut informierten Frauen wünscht sich nicht mehr Technik, sondern mehr Natur: Sie sind aufgrund ihrer Informationen zum Entschluss gekommen, eine Geburt mit möglichst vielen positiven Empfindungen anzustreben. So träumen sie von Wassergeburt, suchen Kliniken, die diese oder zumindest viel Bewegungsfreiheit bieten, wählen Rooming-in und Rüschengardinen.

– Die letzte, sehr kleine Gruppe (< 2 %) möchte ähnliches, befürchtet aber, es in der Klinik nicht zu bekommen. Zu einem nicht geringen Teil besteht sie aus Frauen, die dies bei einer ersten Klinikgeburt erfahren haben; ein anderer Teil sind die Profis – Hebammen, Ärztinnen, Krankenschwestern –, die die Grenzen klinischer Betreuung kennen und deshalb für sich eine außerklinische Geburt wählen. Sehr langsam wächst diese Zahl – analog dem Versorgungsangebot, das zunehmend auch Akzeptanz bei den Krankenkassen findet.

Von sich aus thematisieren nur jene Frauen, die die »besonderen« Varianten wählen, die Selbstbestimmung. Auf deren Bedeutung wird anhand von Forschungsergebnissen noch weiter unten eingegangen. Zunächst einmal sollen in ähnlicher Weise wie zur Schwangerschaft die epidemiologischen Daten zur Geburt zusammengestellt werden:

Schwangerschaft, Geburt und ihre möglichen Komplikationen sind der häufigste Grund für stationäre Krankenhausaufenthalte von Frauen und damit ein wesentlicher Kostenfaktor im Gesundheitswesen (BMfJFSF, 2001). Zur Geburt ihres Kindes suchten bundesweit etwa 98 % aller Frauen eine Klinik auf.

Häufig wird auf die niedrigen Mortalitätsraten für Mütter und Säuglinge verwiesen. Die Müttersterblichkeit in der BRD liegt mit 6.56/100.000 (NPE 1998) in der weltweit niedrigsten Gruppe, die BRD hält jedoch nicht die Spitzenposition. Laut WHO-Angaben ist das Risiko einer deutschen Frau durch Schwangerschaft oder Geburt zu sterben, vielmehr dem einer Frau in Frankreich, Japan und Tschechien vergleichbar, und liegt damit höher als in den skandinavischen Ländern oder den Niederlanden (WHO, 1997). Das faktisch *niedrige* Morbiditäts- und gar Mortalitätsrisiko der Frau in der BRD für die Schwangerschafts-, Geburts- oder Wochenbettphase, wird von den in diesem Bereich professionell Tätigen unterschiedlich begründet:

– Der allgemein gute Gesundheitszustand von Frauen, ihr Zugang zur Empfängnisverhütung, gesicherte soziale und hygienische Rahmenbedingungen, niedrige Parität (in der BRD <2 Kinder pro Frau) sind vornehmlich die

Faktoren, die *gesundheitswissenschaftliche* Analysen zum Beispiel der WHO angeben.

– Aus *frauenärztlicher* Sicht hingegen garantiert vor allem der Einsatz medizinischer Überwachungstechnologie die Sicherheit der Geburtshilfe, wobei hier das Augenmerk mehr auf das Ungeborene gelegt wird (Knörr et al., 1989, S. 221 f.).

Tatsächlich werden in der BRD alle, normale wie komplizierte, Geburten technisch kontrolliert. Ausgenommen ist davon nur die sehr kleine Gruppe von Frauen, die alternative Entbindungsmöglichkeiten wählen (<2 %). Diese also in fast jedem Normalfall eingesetzte Technik beginnt, wie bereits skizziert, in der Schwangerschaft mit pränataldiagnostischen Maßnahmen, und Herzton- und Wehenmessung (CTG) und setzt sich unter der Geburt mit meist kontinuierlicher Überwachung der Herztöne (Dauer-CTG), evtl. weiteren Ultraschallkontrollen und einer Entbindung in einem technisierten Kreißsaal fort. In einem hohen Prozentsatz physiologisch verlaufender Geburten werden Medikamente verabreicht: von krampflösenden Zäpfchen bis hin zu synthetischen wehenfördernden bzw. -hemmenden Hormonen – meist über Verweilkanülen – und hochpotenten Betäubungsmitteln, wie zum Beispiel die PDA. Auch operative Interventionen wie der Dammschnitt sind häufig, operative Beendigung der Geburt mit Zange, Saugglocke oder Kaiserschnitt erfolgen in einem beträchtlichen Prozentsatz aller Geburten (siehe unten).

Die dargestellte technische Überwachung der Geburt im Kreißsaal ist die Folge einer tiefgreifenden Veränderung der Geburtshilfe im 20. Jahrhundert. In einem kurzen Zeitraum, etwa zwischen 1925 und 1950, vollzog sich der radikale Wandel von der Hausgeburt zu der Klinikentbindung. Durch diese Entwicklung konnte sich die vorwiegend technologisch orientierte Geburtshilfe im Kreißsaal durchsetzen, die sowohl von den Gebärenden und als auch von anderen Beteiligten als ›normal‹ internalisiert wurde. Die Transformation der ›normalen Geburt‹ in einen hochtechnisierter Prozess ist jedoch vielfach kritisch beleuchtet worden, zum Beispiel von feministischen Kreisen (The Boston Women's Health Book Collective, 1980). Zwar haben diese wesentliche Impulse gegeben, die Kreißsaalatmosphäre frauen- und familienfreundlicher zu gestalten (Akzeptanz der werdenden Väter, freundlichere Möblierung, bequeme Entbindungsbetten, die mehr Bewegungsfreiheit bieten), zu einem wirklichen Abbau der Apparatemedizin bei der Geburt ist es aber nicht gekommen. Im Gegenteil, im Zuge technischer Entwicklungen, die verbesserte und neue Geräte schufen und weiter schaffen, kommen diese Apparate vermehrt routinemäßig zum Einsatz. Auffällig ist auch ein stetiger Anstieg operativer Geburtsbeendigungen. Die Konsequenzen, die der Einsatz von Technik auf die Leib- und Selbstwahrnehmung der

Frauen hat, d. h. die körperbildende Prägmacht technischer Rituale im Kreißsaal, liegen bislang jedoch nicht im Blickfeld der Geburtsmedizin.

Obwohl umfangreiche klinische Forschung zu allen unter der Geburt verwendeten Medikamenten und eingesetzten Apparaten sowie schmerzerleich-
ternden Eingriffen existiert, ist die Aussagekraft vieler klinischer Studien wiederholt in Frage gestellt worden. So kritisierte die WHO noch vor wenigen
Jahren (Wagner, 1994), dass 90 % der verwendeten Interventionen keine wissenschaftlich abgesicherte Basis nachweisen könnten. Dies gab Anlass zu – v. a.
im englischsprachigen Raum ausführlichen – Kontroversen um routinemäßig
durchgeführte geburtshilfliche Praktiken wie kardiotokographische Überwachung, Ultraschall, aber auch die Häufigkeit operativer Interventionen (Kaiserschnitt, Zange/Vakuum, Dammschnitt) (Wagner, 1994; Grant, 1996; Cyran,
1994; Lidegaard et al., 1994; van Geijn et al., 1993; Hodnett, 1994, 1996; Olsen,
1997; Waldenstroem, 1997). Beispielsweise ließ sich die Effektivität der CTG-
Dauerüberwachung des Feten – wie in den meisten Kreißsälen heute praktiziert
– in großen kontrollierten Studien nicht nachweisen. Eine intermittiernde
akustische Herztonkontrolle – wie früher üblich – ist genauso erfolgreich im
Aufdecken fetaler Störungen, und produziert gleichzeitig weniger falsch positive
Resultate, die meist unnötige Kaiserschnitte zur Folge haben (Mistry/Neilson,
1997; Herbst/Ingemarsson, 1994).

Erst in Kombination mit MBU (Untersuchung aus dem Skalp des Feten ge-
wonnener Blutproben) erlaubt das CTG die Erkennung fetaler neurologischer
Störungen; ein langfristiger Einfluss auf die kindliche Morbidität ist nicht sicher.
In Bezug auf die kindliche Mortalität ergeben die verschiedenen Überwa-
chungsmethoden ähnliche Ergebnisse (Enkin et al., 1995).

Die Widersprüche zwischen üblicher geburtshilflicher Routine und tatsäch-
licher medizinischer Notwendigkeit lässt sich am Dammschnitt (der oft als
häufigste operative Maßnahme in der gesamten Medizin verzeichnet wird) besonders gut aufzeigen: Nachgewiesenermaßen reduzieren Dammschnitte weder
das Ausmaß mütterlicher Dammverletzungen, noch verhindern sie spätere Be-
ckenbodensenkungen. Schwerwiegende Risse sind genauso häufig mit wie ohne
den Eingriff, und die Wundversorgung wie -heilung eines Schnittes unterscheidet sich nicht von der eines kleinen Risses.

Dennoch variieren die Dammschnittraten international wie national in einem
breiten Spektrum, zum Beispiel zwischen 50–90 % der Erstgebärenden (Enkin et
al., 1995, S. 232) und nur außerklinische Geburten können Raten von unter 20 %
vorweisen, wie sie die WHO 1985 empfohlen hat (Waldenstroem, 1997).

Aus gesundheitswissenschaftlicher Perspektive ist bemerkenswert, dass bei
so unklarer Forschungslage so häufig in einem meist physiologischen Prozess
interveniert wird.

Ziel geburtshilflicher Betreuung ist eine gesunde Mutter und ein gesundes

Kind. Aus psychosomatischer Sichtweise sollten beide auch so zufrieden wie möglich sein oder zumindest keine schlechte Erfahrung gemacht haben. Eine negative Erfahrung wird das emotionale Wohlbefinden der Mutter beeinflussen, wesentliche Faktoren postpartaler Depressionen sind psychosozialer Natur (Cooper/Murray, 1998). Insbesondere Frauen mit depressiver Vorgeschichte können durch Komplikationen unter der Geburt empfindlich in ihrem emotionalen Wohlbefinden beeinträchtigt werden (Murray/Cartwrigh, 1993; O'Hara et al., 1991).

Die depressive Verstimmung einer jungen Mutter beeinflusst auch ihr Selbstwertgefühl sowohl als Frau wie als Mutter (Fowles, 1998). Langzeitstudien über weitere Konsequenzen für Mutter oder Kind liegen derzeit leider noch nicht vor.

Von Seiten des Kindes ist bekannt, dass eine komplizierte Geburt somatische Komplikationen wie pulmonale Maladaptation und neurologische Störungen nach sich ziehen kann. Das emotionale Wohlbefinden eines Neugeborenen ist schwer festzustellen – obwohl die meisten der Menschen wissen, wie ein glückliches Baby an der Brust der Mutter aussieht. Auf der anderen Seite kann das »unglückliche Baby« uns nicht erzählen, ob es eine schwierige Geburtserfahrung oder irgendetwas anderes war, das es bis zu 20 Stunden am Tag schreien lässt. Es gibt jedoch Murray und Cooper zufolge einige Anzeichen dafür, dass postpartale Depressionen im Zusammenhang mit den kognitiven und emotionalen Entwicklungen des Kindes stehen und dass diese Auswirkungen langfristiger Natur sind (Murray/Cooper, 1997; 1998). Auch Waldenstroem (2001) äußert sich in dieser Richtung.

Was bedeutet nun eine »gute Erfahrung« in Bezug auf Interventionen und verschiedene Geburtsmodi? Im Vergleich zwischen Spontangeburt und Kaiserschnitt liegen umfangreiche wissenschaftliche Ergebnisse vor, die die ungünstigen psychosozialen Auswirkungen von Kaiserschnitten für Mutter und Kind beschreiben. So ließ sich nachweisen, dass ein Kaiserschnitt häufiger zu negativen Geburtserfahrungen führt (Mercer et al., 1983; Di Matteo et al., 1996; Waldenstroem/Nilsson, 1994, 1996), posttraumatische Störungen hervorrufen kann (Pantlen/Rohde, 2000; Ryding et al.,1998) und Probleme in der Mutter-Kind-Beziehung hervorrufen kann (Mutryn 1993).

Nach einem Kaiserschnitt sind die Stillraten niedriger (Cranley et al. 1983, Di Matteo et al. 1996) und die Frauen entschließen sich seltener zu einer folgenden Schwangerschaft (Garel et al. 1990). Die meisten dieser Studien differenzieren nicht zwischen primärem und sekundärem Kaiserschnitt. Wenn man die Zufriedenheit der Mütter in Abhängigkeit vom Geburtsmodus untersucht hat, stand die Spontangeburt vor der primären Sectio, der vaginal operativen Geburt und der sekundären Sectio (Ryding et al., 1998, Fawcett et al., 1993, Cranley et al., 1983). Auch Waldenstroem stellt fest, dass geburtshilfliche Interventionen wesentliche Variablen für das Geburtserlebnis darstellen. Eine ihrer Studien zeigte, dass Schmerzen, lange Wehendauer und chirurgische Interventionen Prädiktoren für eine negative Geburtserfahrung waren. Als positive Prädiktoren stellten sich Unterstützung durch die Hebamme, Einbezogensein in die Geburt und positive Erwartungen heraus (Waldenstroem, 2001).

In einer eigenen Studie fiel auf, dass die Frauen mit wenigen oder keinen Interventionen einen signifikant höheren »sense of coherence«[2] hatten (Borrmann/Schücking 2002). Die Bedeutung des Geburtserlebnisses in körperlicher wie emotionaler Hinsicht sollte wohl weder für Mütter noch für Kinder unterbewertet werden.

Eine ernsthafte Kritik an der Praxis der deutschen Geburtshilfe ist dennoch selten.

Anders als beispielsweise in Schweden, wo Ultraschallpraxis und Kaiserschnittraten öffentliche Themen sind, so dass sich die Praxis der Auseinandersetzung stellen und zum Teil auch ändern muss, sind in Deutschland eher die Neuerungen Medienthema: Statt über Senkung von Kaiserschnittraten (BRD: fast 20 %; Schweden: ca. 12 %; NL <10 %) zu debattieren, taucht als Modethema die »Wunschsectio« auf – als Möglichkeit, die Indikation zu diesem für Mutter und Kind deutlich mit zusätzlichen Gefahren verbundenem Eingriff nur noch vom Wunsch und Terminkalender der Frau abhängig zu machen. Häufig werden auch neue Verfahren, mit deren Einsatz experimentiert wird (zum Beispiel Pulsoxymetrie) als Verbesserung geburtshilflicher Technik dargestellt (Schücking, 1995). Schwer zu schätzen ist derzeit der Anteil an Frauen, die eine normale Geburt tatsächlich erlebt haben. Eine noch laufende Untersuchung der Niedersächsischen Perinatalergebnisse (Schwarz/Schücking 2002) zeigt beispielsweise, dass in der klinischen Geburtshilfe weniger als 10 % aller Geburten *ohne* wesentliche Interventionen ablaufen. Die Interventionshäufigkeit unterscheidet sich nur gering zwischen dem Normalkollektiv (nach WHO-Kriterien) und der Risikoklientel; allerdings werden die schwereren Interventionen (wie Kaiserschnitt) in der Risikogruppe häufiger eingesetzt.

Da auch der Dammschnitt entgegen internationaler Empfehlungen in Deutschland noch sehr häufig angewandt wird (zum Beispiel in Niedersachsen 1999 bei mehr als 60 % aller klinischen Geburten) und die Kaiserschnittraten bei 20 % liegen, haben über 80 % aller Mütter nach der Geburt ihres Kindes auch einen chirurgischen Eingriff hinter sich. Nur die schwerwiegenden Komplikationen dieser Wunden werden erfasst – die subjektiven Auswirkungen bis hin zu den Zusammenhängen zwischen traumatischem Geburtserlebnis und postpartaler Depression (Pantlen/Rohde, 2000) sind bisher kaum thematisiert.

Auch die Langzeitauswirkungen geburtshilflicher Erlebnisse und Eingriffe auf Gesundheit und Wohlbefinden von Frauen sind noch zu untersuchen.

---

2 SOC, der Gesundheitsprädiktor von Aaron Antonovsky.

Betrachtet man auf diesem Hintergrund die Entscheidungen der Frauen über den Entbindungsort, so stehen zunächst einmal die Folgen der unterschiedlichen Entscheidungen in Bezug auf Ort und zum Teil auch Art der Geburt im Vordergrund: die Frauen, die sich für außerklinische Geburtshilfe entschieden haben, bekommen zu fast 90 % die Geburt außerhalb der Klinik (häufiger/seltener, je nach Parität) mit äußerst geringen Interventionsraten. Auch bei den >10 % (1. Para <20 %) verlegten Frauen, deren außerklinisch geplante Geburt in der Klinik endet, sind die Interventionsraten nicht höher als im Durchschnitt aller Klinikgeburten – sie haben mit ihrem Versuch, außerklinisch zu bleiben, sich keine Verschlechterung eingehandelt (außer vielleicht einer gewissen Enttäuschung).

Die Frauen mit dem Wunschkaiserschnitt, der programmierten PDA-Geburt, erleben in der Regel wenig Überraschungen – der Ablauf ist weitgehend planbar, moderne Anästhesie leistet, was frau erwartet. (Wenige dieser Frauen werden allerdings am eigenen Leibe erfahren, dass die Komplikationsrate – Morbidität wie Mortalität betreffend – bei der interventionsreichen Entbindung und insbesondere beim Kaiserschnitt höher ist als bei der interventionsarmen Geburt, und zwar bei Mutter und Kind. Es ist zu hoffen, dass sie ihre Entscheidung in Kenntnis dieser Möglichkeiten, gut informiert und wohlüberlegt, getroffen haben.)

Diese beiden »besonderen« Gruppen sind »Randphänomene« – wie sieht im Vergleich die Situation für die große Mehrheit der Frauen in der Klinik aus? Ob sie sich für den »normalen Weg« ins nächstgelegene Krankenhaus, oder die Klinik mit dem alternativ gestalteten Kreißsaal entschieden haben – sie werden überwiegend eine interventionsreiche Geburt erleben. Einige von ihnen – die im nächstgelegenen Krankenhaus? – werden dies als offensichtlich notwendig hingenommen haben. Andere werden auf die Frage bei der Kreißsaalbesichtigung, ob denn geschnitten würde, als Antwort gehört haben: nur, wenn's nicht anders geht – und sie glauben vermutlich auch an die Notwendigkeit in ihrem speziellen Fall. Dass derzeit nur die außerklinische Geburtshilfe die WHO-Normen bei den Interventionen erfüllt, ist wenig bekannt. Für viele Frauen wird die Klinikgeburt so etwas anders als eingeschätzt verlaufen sein – meist wird die Freude am Kind, und die Inanspruchnahme durch Stillen und Babypflege jedoch Kritik und etwaige Zweifel übertönen.

Ergebnisse einiger Untersucher (Waldenström et al., 2001) wie klinisch Tätiger weisen darauf hin, dass eine wachsende Gruppe von Frauen gerade nach wenig kongruenten Geburtserfahrungen, und besonders häufig nach Kaiserschnitt, sich nicht mehr für eine weitere Schwangerschaft entscheidet. Parallel dazu entscheiden offensichtlich immer mehr Frauen von vornherein oder im Laufe ihrer fruchtbaren Jahre, kinderlos zu bleiben. Es heißt, dass derzeit (2001) ca. 40 % der jungen Akademikerinnen und 20 % aller jungen Frauen kein Kind bekommen – in der Regel auf eigenen Wunsch.

Überspitzt könnte man schlussfolgern: die moderne, selbstbestimmte Frau trifft radikale Entscheidungen – vielleicht, weil sie so häufig nicht kongruente Erfahrungen macht? Industrialisierte Länder und Regionen mit hoher Geburtsrate zeichnen sich durchweg durch intensivere, gesellschaftlich unterstützte Formen der Kinderbetreuung aus.

Was bleibt als feministischer Standpunkt?

Selbstbestimmung und Geburtshilfe – ja, alle Frauen sollen entscheiden können, *ob*, *wann*, und *wie* sie ein Kind bekommen möchten. Die Gesellschaft kann durch Gestaltung der Rahmenbedingungen Einfluss nehmen – aller Erfahrung nach hat ein kinderfreundliches, unterstützendes Klima (wie in Skandinavien) positive Einflüsse.

Als Schwangere brauchen sie sowohl Informationen als auch Wahlmöglichkeiten, um informiert entscheiden zu können. Beides ist verbesserungsfähig: Aus einer Flut von Informationen zur Geburt erfahren die meisten Frauen nichts, oder zu wenig über wesentliche medizinische Ergebnisse. Dies betrifft die Komplikationen geburtshilflicher Interventionen ebenso wie präventiv-therapeutisch beeinflussbare Störungen (zum Beispiel Probleme mit der Schilddrüse, den Beinvenen, dem Beckenboden). Statt sachlicher Aufklärung und Information auf dem Boden evidenzbasierter Medizin, erfolgt zum Teil Werbung – für bestimmte Kliniken, bestimmte Geburtsarten. Diese sollten als solche gekennzeichnet sein! Manipulation und Information sollten sorgfältig unterschieden werden, Modetrends und der Stand wissenschaftlicher Forschung ebenso.

Die Debatte um die »Wunschsectio« eignet sich hier als aktuelles Beispiel: Kaiserschnitte sind zwar sicherer geworden durch den Fortschritt der Medizin, so dass sich der Abstand zwischen »gefährlicher Sectio« und Normalgeburt weiter verringert hat (es sei daran erinnert, dass in der Anfangszeit der Sectio fast jede Frau starb – die Entscheidung zur Sectio fiel zum Beispiel, wenn der Vater sich zugunsten des kindlichen gegen das mütterliche Leben ausgesprochen hatte). Die vielfältigen Nachteile eines Kaiserschnittes lassen jedoch nach wie vor die Spontangeburt als empfehlenswerter erscheinen.

Wenn eine individuelle Frau sich in völliger Kenntnis dieser Situation dennoch für eine »Wunschsectio« entscheidet, ist es schwer, ihr dieses Recht abzusprechen. (Ob sie es auf Kosten der GKV tun kann, ist eine andere Frage. Derzeitiger Stand der juristischen Auffassung ist, dass die Wunschsectio einer kosmetischen OP gleichzusetzen ist.) Korrekte Information vorausgesetzt, ist allerdings offen, ob die von Gynäkologen jetzt vorhergesagte Steigerung der Sectio-Rate auf 30–50 % in den nächsten Jahren eintreffen wird.

Zu einer selbstbestimmten Entscheidung sind sicherlich auch grundsätzliche Empfehlungen, wie sie – durchaus im Sinne einer Qualitätskontrolle – von Organisationen wie CIMS (s. Anhang) gegeben werden, nützlich.

Anhang: Das 10-Punkte-Programm der Coalition for the Improvement of Maternity Services (CIMS), s. a.: http://www.motherfriendly.org. (Dt. Übersetzung: B. Schücking)

EINE FRAUENFREUNDLICHE GEBURTS-HILFE SOLLTE:	A MOTHER-FRIENDLY HOSPITAL, BIRTH CENTER, OR HOME BIRTH SERVICE:
1. allen Gebärenden: – uneingeschränkten Zugang für die Geburtsbegleiter ihrer Wahl aus Familie und Freundeskreis bieten; – uneingeschränkten Zugang zu professioneller, emotionaler wie physischer Unterstützung durch eine erfahrene Frau (wie zum Beispiel eine Doula) bieten; – professionelle Hebammenbetreuung gewährleisten.	1. offers all birthing mothers: – unrestricted access to the birth companions of her choice, including fathers, partners, children, family members and friends; – unrestricted access to continuous emotional and physical support from a skilled woman – for example, a doula, or labor-support professional; – access to professional midwifery care.
2. akkurate Beschreibungen und statistische Informationen über die verwendeten Verfahren, inklusive Interventionsraten und Ergebnisse, veröffentlichen.	2. provides accurate descriptive and statistical information to the public about its practices and procedures for birth care, including measures of interventions and outcomes.
3. kulturell-kompetente Betreuung anbieten; also Glauben, Werte und Bräuche der Frauen sensibel berücksichtigen.	3. provides culturally competent care – that is, care that is sensitive and responsive to the specific beliefs, values, and customs of the mother's ethnicity and religion.
4. der Gebärenden Bewegungsfreiheit und Wahlfreiheit für die Geburtsposition geben (es sei denn, eine Komplikation erfordert es anders) und die flache Rückenlage mit erhobenen Beinen nicht unterstützen.	4. provides the birthing woman with the freedom to walk, move about, and assume the positions of her choice during labor and birth (unless restriction is specifically required to correct a complication), and discourages the use of the lithotomy (flat on back with legs elevated) position.
5. klar definierte Verfahrensabläufe bereithalten für: – Zusammenarbeit und Konsultation mit anderen geburtshilflichen Institutionen, inklusive der Kommunikation mit der erstbetreuenden Instanz, wenn eine Verlegung notwendig ist. – die Einbeziehung entsprechend wohnortnaher Unterstützungsmöglichkeiten für Mutter und Kind, inklusive vor- und nachgeburtlicher Betreuung und Stillberatung.	5. has clearly defined policies and procedures for: – collaborating and consulting throughout the perinatal period with other maternity services, including communicating with the original caregiver when transfer from one birth site to another is necessary; – linking the mother and baby to appropriate community resources, including prenatal and post-discharge follow-up and breastfeeding support.

(Fortsetzung)

EINE FRAUENFREUNDLICHE GEBURTS-HILFE SOLLTE:	A MOTHER-FRIENDLY HOSPITAL, BIRTH CENTER, OR HOME BIRTH SERVICE:

6. routinemäßig keine wissenschaftlich nicht ausreichend abgesicherten Verfahren anwenden wie beispielsweise:
   - Rasieren,
   - Einläufe,
   - Infusionen,
   - Nahrungs- oder Flüssigkeitskarenz,
   - frühe Blasensprengung,
   - elektronische Herztonüberwachung.
   - Andere Interventionen sollten folgendermaßen begrenzt sein:
   - Oxytocin zur Einleitung und Wehenverstärkung unter 10 %,
   - Dammschnittrate unter 20 % (unter 5 % ist langfristig anzustreben),
   - Kaiserschnittraten von höchstens 10 % in Kliniken der Basisversorgung, und höchstens 15 % in Perinatalzentren,
   - Spontangeburtsraten bei Zustand nach Kaiserschnitt von mindestens 60 % (anzustreben sind 75 % oder mehr).

7. das geburtshilfliche Team in nichtmedikamentöser Schmerzbekämpfung ausbilden, und den Einsatz von Analgetika und Anaesthetika nicht zu fördern, es sei denn, eine Komplikation erfordert es.

8. alle Mütter und Familienangehörigen, auch die mit kranken, behinderten oder frühgeborenen Kindern ermutigen, ihre Neugeborenen zu streicheln und zu halten, zu stillen und zu versorgen, soweit es mit ihrem Zustand vereinbar ist.

9. die Beschneidung von Neugeborenen aus nichtreligiösen Gründen nicht unterstützen.

10. die WHO-Unicef Initiative »10 Schritte zum stillfreundlichen Krankenhaus« umsetzen, um erfolgreiches Stillen zu fördern

---

6. does not routinely employ practices and procedures that are unsupported by scientific evidence, including but not limited to the following:
   - shaving,
   - enemas,
   - IVs (intravenous drip),
   - withholding nourishment or water,
   - early rupture of membranes,
   - electronic fetal monitoring.
   - Other interventions are limited as follows:
   - oxytocin use rate of 10 % or less for induction and augmentation,
   - episiotomy rate of 20 % or less, with a goal of 5 % or less,
   - total cesarean rate of 10 % or less in community hospitals, and 15 % or less in tertiary care (high-risk) hospitals,
   - VBAC (vaginal birth after cesarean) rate of 60 % or more with a goal of 75 % or more.

7. educates staff in non-drug methods of pain relief, and does not promote the use of analgesic or anesthetic drugs not specifically required to correct a complication.

8. encourages all mothers and families, including those with sick or premature newborns or infants with congenital problems, to touch, hold, breastfeed, and care for their babies to the extent compatible with their conditions.

9. discourages non-religious circumcision of the newborn.

10. strives to achieve the WHO-UNICEF »Ten Steps of the Baby-Friendly Hospital Initiative« to promote successful breastfeeding:

Literatur

Antonovsky, A. (1997). *Salutogenese: Zur Entmystifizierung der Gesundheit.* Dt. erweiterte Ausgabe von Alexa Franke. Tübingen: Dgvt.

Begenau, J. et al. (1996). *Frauenspezifische Aspekte der Gesundheitsberichterstattung. Eine Beurteilung des Konzepts der Gesundheitsberichterstattung des Bundes unter frauenspezifischer Perspektive.* Expertise im Auftrag des Bundesministeriums für Familie, Senioren, Frauen und Jugend.

Borrmann, B. und Schücking, B. (2002, forthcoming). *Salutogenesis in the birthing experience.*

Bundesministerium für Jugend, Familie, Senioren und Frauen (2001). *Bericht zur gesundheitlichen Versorgung von Frauen.*

Collatz, J. et al. (1983). Perinatalstudie Niedersachsen und Bremen. *Fortschritte der Sozialpädiatrie*, 7, 241–256.

Cooper, P.J. und Murray, L. (1998). Postnatal depression. *BMJ*, 316, 1884–1886.

Cranley, M.S. et al. (1983). Women's perception of vaginal and cesarean deliveries. *Nursing Research*, 32, 1, 10–15.

Cyran, W. (1994). Vermeidbare Behandlungsfehler in Gynäkologie und Geburtshilfe. *Gynäkologe*, 27, 256–259.

DiMatteo, M.R. et al. (1996). Caesarean childbirth and psychosocial outcomes: a meta-analysis. *Health Psychology*, 15, 4, 303–314.

Enkin, M. et al. (1995). *A Guide to Effectice Care in Pregnancy and Childbirth.* 2nd edition. Oxford.

Fawcett, J. et al. (1993). Effects of information on adaptation to caesarean birth. *Nursing Research*, 42, 1, 49–53.

Fowles, E.R. (1998). The relationship between maternal role attainment and postpartum depression. *Health Care Women International*, 19, 83–94.

Garel, M. et al. (1990). Psychosocial consequences of caesarean childbirth: a four-year follow-up study. *Early Human Development*, 21, 2, 105–114.

Grant, J.M. (1996). Multicentre trials in obstetrics and gynecology. *British Journal of Obstetrics and Gynecology*, 103, 599–602.

Herbst, A. und Ingemarson I. (1994). Intermittent versus continuous electronic monitoring in labour: a randomised study. *British Journal of Obstetrics and Gynecology*, 101, 663–668.

Hodnett, E.D. (1994). Support from caregivers during childbirth. In: Neilson, J.P. et al. (eds.). (1997). *Pregnancy and Childbirth Module of The Cochrane Database of Systematic Reviews* (update 03 June 1997). Oxford.

Hodnett, E.D. (1996). Alternative versus conventional delivery settings. In: Neilson, J.P. et al. (eds.). (1997). *Pregnancy and Childbirth Module of The Cochrane Database of Systematic Reviews* (update 03 June 1997). Oxford.

Jahn, A. et al. (1996). Zur Qualität antepartaler Daten in der Hessischen Perinatalerhebung. *Geburtsh. u. Frauenheilk.*, 56, 132–138.

Jahn, A. et al. (1998). Routine screening for intrauterine growth retardation in Germany: low sensitivity and questionable benefit for diagnosed cases. *Acta Obstet Gynecol Scand*, 77, 643–648.

Knörr, K. et al. (1989). *Geburtshilfe und Gynäkologie.* Berlin: Springer.

Lidegaard, O. et al. (1994). Technology use, cesarean section rates, and perinatal mortality at Danish maternity wards. *Acta Obstet Gynecol Scand*, 73, 3, 240–245.

Mercer, R.T. et al. (1983). Relationship of psychosocial and perinatal variables of perception of childbirth. *Nursing Research*, 32, 4, 202–207.

Mistry, R.T. und Neilson, J.P. (1997). Intrapartum fetal ECG plus heart rate recording. In: Neilson, J.P. et al. (eds.). (1997). *Pregnancy and Childbirth Module of The Cochrane Database of Systematic Reviews* (update 03 June 1997). Oxford.

Murray, L. und Cartwrigh, W. (1993). The role of obstetric factors in postpartum depression. *J Reprod Infant Psychol*, 11, 215–219.

Murray, L. und Cooper, P.J. (1997). Effects of postnatal depression on infant development. *Arch Dis Child*, 77, 99–101.

Mutryn, C.S. (1993). Psychosocial impact of caesarean section of the family: a literature review. *Social Science and Medicine*, 37, 10, 1271–1281.

NPExtra. Niedersächsische und Bremer Perinatalerhebung (1998). Zentrum für Qualitätsmanagement im Gesundheitswesen (ed.), Hannover

O'Hara, M.W. et al. (1991). Controlled prospective study of postpartum mood disorders: psychological, environmental, and hormonal variables. *Journal of Abnormal Psychology*, 100, 1, 63–73.

Olsen, O. (1997). Home vs hospital birth (protocol). In: Neilson, J.P. et al. (eds.). (1997). *Pregnancy and Childbirth Module of The Cochrane Database of Systematic Reviews* (update 03 June 1997). Oxford.

Pantlen, H. und Rohde, A. (2000). Traumatisch erlebte Entbindung – Ergebnisse einer empirischen Untersuchung. In: DPGG-Jahresband, 185–195. Gießen: Psychosozial.

Ryding, E.L. et al. (1998). Psychological impact of emergency caesarean section in comparison with elective caesarean section, instrumental and normal vaginal delivery. *Journal of Psychosomatic Obstetrics and Gynecology*, 19, 3, 135–144.

Schücking, B. (1995). Frauen in Europa – unterschiedliche und ähnliche Erfahrungen während der ersten Schwangerschaft und Geburt. In: W. Schiefenhövel, D. Sich und C. Gottschalk-Batschkus (Hrsg.). *Gebären – Ethnomedizinische Perspektiven und neue Wege*, 381–391. Wiesbaden: Vieweg.

Schücking, B. et al. (2001). Die Wunschsektio – medizinische und psychosomatische Problematik. *Zentralblatt für Gynäkologie*, 123, 51–53.

Schwarz, C. und Schücking, B. (2002, forthcoming). Unveröffentlichte Ergebnisse des Forschungsprojekts »Technisierung der ›normalen‹ Geburt« im Forschungsverbund Frauen in Naturwissenschaft, Technik und Medizin, Hannover.

The Boston Women's Health Book Collective (1980). *Our bodies, our selves.* Boston (erste amerikanische Aufl. 1971).

Urbschat, I. (1999). *Schwangerenvorsorge in Niedersachsen in den Jahren 1992–1996. Analyse der Inanspruchnahme von medizinischen Vorsorgeuntersuchungen unter Berücksichtigung gesundheitsrelevanter und soziodemographischer Determinanten der Frauen.* Unveröffentlichte Diplomarbeit, Medizinische Hochschule, Hannover.

van Geijn, H.P. et al. (1993). European multicentre studies in the field of obstetrics. *European Journal of Obstetrics and Gynecology and Reproductice Biology*, 50, 5–23.

Voigt, M. et al. (2001) Einfluß des Rauchens auf deutsche Geburtsergebnisse 1995–97 (als abstract eingereicht zum 20. Kongress für Perinatale Medizin, 29.11–1.12. 2001, Berlin)

Wagner, M. (1994). *Pursuing the Birthing Machine.* Camperdown.

Waldenstroem, U. (1997). Das Geburtserleben der Frau – ein verheimlichtes Ergebnis. *Deutsche Hebammen Zeitschrift,* 49, 8, 378–383.

Waldenstroem, U. (2001). Significance of the birth experience. In: Huch, A. et al. (eds.) *Sectio caesarea,* 196–198. Bremen: UNI-MED.

Waldenstroem, U. und Nilsson, C.A. (1994). Experience of childbirth in birth center care. *Acta Obstet Gynecol,* 73, 547–554.

Waldenstroem, U. et al. (1996). The childbirth experience. A study of 295 new mothers. *Birth,* 23, 3, 144–153.

WHO (1985). *Having a baby in Europe. Report on a study.* Public Health in Europe, No. 26. Genf: WHO.

WHO (1987). *Wenn ein Kind unterwegs ist.* Public Health in Europe, No. 26. Genf: WHO.

WHO et al. (1990). Innocenti Deklaration. 1. August 1990, Florenz.

WHO/Technical Working Group (1996). *Care in Normal Birth: a practical guide.* Genf: WHO

WHO (1997). *Maternal health around the world.* Genf: WHO.

www.motherfriendly.org.

Isabelle Azoulay

Geburtshilfe und Selbstbestimmung

Am Anfang des 21. Jahrhunderts stellt das Gebären – wie sonst nur noch der Tod – die letzte unzügelbare Instanz der menschlichen Existenz dar (und selbst der Tod scheint händelbar zu werden ...). Es scheint, als wolle das Mittelalter den weiblichen Körper um keinen Preis loslassen. Trotz aller Errungenschaften unseres hochtechnisierten Zeitalters haben wir keinerlei Anhaltspunkte, um zu erklären, welche Faktoren es sind, die den unterschiedlichen Ablauf von Geburten bestimmen. Es gibt keinen Indikator, der den Verlauf einer Geburt abschätzbar macht: Weder die Vorbereitung einer Frau auf die Geburt noch ihr Körperbau, weder ihr Befinden während der Schwangerschaft, noch ihre Einstellung zum Kind, nicht ihr Umfeld oder die geburtstechnische Vorbereitung, kein Glaube und kein Aberglaube taugen, um die Entbindung vorhersehbar zu machen. Die Anstrengungen, das Geschehen um die Geburt zu rationalisieren, medizinisch zu bewältigen und zu humanisieren, ändern nichts daran, dass die so genannte spontane, authentische oder normale Entbindung, ohne Kaiserschnitt oder Periduralanästhesie, so barbarisch wie kein anderer geläufiger Vorgang in unserem Zeitalter bleibt. Die Garantie für den Schutz der körperlichen Integrität, das Postulat der physischen Unversehrtheit, die zu den Fundamenten unseres gesellschaftlichen Kontrakts gehören, werden für die Frau unter der Geburt aufgehoben.

Fast jede Geburt ist von überwältigenden Schmerzen begleitet. Und das Kollektiv, das darüber ein dumpfes Wissen sorgsam verborgen hält, schaut weg und beschwichtigt die Schwangere mit einem mysteriösen »alles wird gut«.

Das Thema der Schmerzlinderung bei Geburt stellt sich hierzulande als besonders brisant dar. Ohne Linderungsmittel eine schmerzzerreißende Geburt zu überstehen wird immer noch als besonders tugendhaft angesehen. Der Mythos, der Schmerz bilde einen Grundstein für die Mutterliebe oder sei ein unumgehbarer, gar produktiver Bestandteil vom Vorgang selbst, ist besonders hartnäckig.

Ob es die niedrigen Mortalitätsraten oder die hohen Kaiserschnittraten sind, stramm wird verteidigt, heftig wird gefochten. Für jeden einzelnen geht es um mehr als Geburt und zu wenig um die Entbindende selbst. »Authentisches« Sich-selbst-erleben, Profilierungssucht, Machtmonopol, kaum mehr ertragbares Ausgeschlossen-sein – die Haltungen, die das Ereignis Geburt umlagern, for-mieren sich zu Fronten. Allen rechne ich ein bestimmtes Maß an Aufrichtigkeit zu. Denn durch sie werden mehr oder weniger wirksame Schutzschilder pro-duziert. Unbewusst wird die Gebärende von der Rohheit von Geburt abgelenkt und zugleich schützt das Kollektiv sich selbst vor der Unannehmbarkeit von Geburt. In der Mühe, Geburt zu integrieren, zu humanisieren wird die Unzu-gänglichkeit des Vorgangs deutlich. Die kollektive Amnesie arbeitet daran sta-bile Strategien, verlässliche Schutzschilder aufzustellen um die Rohheit, die die Weiblichkeit im Moment der Geburt vorführt, vergessen zu machen. Je inten-siver wir uns mit Geburt beschäftigen, desto komplexer erweist es sich zu be-greifen, welche sicher geglaubten Fundamente dieser Vorgang erschüttert.

Jede Geburt trägt die einzigartige Biographie einer jeden einzelnen Frau in sich. Es lässt sich dezidiert nichts Allgemeines behaupten.

Frauen beschreiben konkrete Abläufe von Geburt. Einige stellen bestimmte Details als rettend hin, andere prangern Jahre danach dieselben Details als be-sonders schrecklich an. Es gibt die Frau, die ewig traurig darüber sein wird, mit Kaiserschnitt entbunden zu haben. Ihre Nachbarin wird stolz erzählen, dass sie für das zweite Kind einen Kaiserschnitt plant, weil sie niemals wieder durch die Tortur gehen will, die die erste natürliche Geburt für sie war. Die Periduralan-ästhesie wird von einigen als entfremdend und entmündigend geschildert, wieder andere sprechen den technischen Fortschritt heilig, der das zustande brachte. Frauen, die eifrig Vorbereitungskurse aufsuchten, schildern, wie sie auf einmalige und entsetzliche Weise ins Schleudern kommen, berichten von To-desangst, Ekel und noch vielen anderen in den Abgrund weisende Affektat-mosphären. Andere beschreiben einen höllischen Geburtsverlauf und fügen strahlend hinzu, dass sie es »jederzeit wieder« tun würden. Mein Anliegen ist es, anhand all dieser vielen Perspektiven vorzuführen, dass die Geburt nach wie vor unzähmbar bleibt. Bei allen Schritten der Humanisierung kann das Abgründige, das Geburt immer enthält, nicht ausgelöscht werden; und die Frage stellt sich, was dies heute für die Weiblichkeit bedeutet. Wie lassen sich diese ungezügelten Bruchstücke animalischen Geschehens in der Idee des weiblichen Begehrens zum Anfang des 21. Jahrhunderts integrieren? Was die Aufklärung an Wandel für unsere Kultur brachte, ist für Frauen auf fragile Weise assimiliert worden. Was macht die mündige Bürgerin nun mit der Unzähmbarkeit von Geburt? Wohin mit diesem Drama?

In einem Kontext, in dem Natürlichkeit und Ursprünglichkeit immer größer geschrieben werden, wird ein aus freien Stücken gewählter operativer Eingriff mit viel Skepsis besehen. Zumal dabei ein vermeintlich identitätsstiftendes Urerlebnis links liegen gelassen wird.

Der Faktor Schmerz bleibt in seiner Intensität eine äußerst problematische Überraschung. Zu häufig geraten Frauen in einen Circulus Vitiosus der durch folgende Mechanismen gekennzeichnet ist: die kaum geahnte Stärke vom Schmerz erzeugt Angst, diese führt zu psychischen Spannungen und diese führen zu einer körperlichen Verkrampfung, die wiederum den Schmerz verstärkt. Gleichzeitig steigt mit dem Schmerz, der von sehr vielen Frauen als ein Zeichen drohender Gefahr gewertet wird, die Angst und somit die Spannung, so dass auf diese Weise ein Reaktionskreis zustande kommt, der von der Kreißenden nicht mehr durchbrochen werden kann. Diese schwer regulierbare Eskalation verleiht dem Geschehen der Geburt einen asozialen, akulturellen, nicht integrierbaren Charakter.

In diesem Licht erscheint die Frage, warum wir uns heute noch der Grausamkeit dessen unterziehen müssen, was landläufig »natürliche Geburt« genannt wird, sehr legitim.

Kann der Ausweg aus der Schwangerschaft nicht auch ohne Naturkatastrophe machbar sein? Im kollektiven Unbewussten gibt es ein unausgesprochenes Verhältnis zum Geburtsschmerz, das Frauen selbst nähren: in der Lage zu sein, den Geburtsschmerz auszuhalten, ist quasi gleichbedeutend mit der Fähigkeit, ein Kind zu gebären, die Prüfung zu bestehen. Als hätte ein sadistisches Frauenkollektiv, das selbst durch alle Qualen gegangen ist, einen Maßstab für anerkanntes Gebären gesetzt. Implizit wird den Frauen, die sich gut wirkender Schmerzmittel bedienen oder sich gar für den Kaiserschnitt entscheiden, suggeriert, dass sie sich um das wahrhaftig Weibliche gedrückt hätten, dass ihnen das Wesentliche entgangen sei, dass sie nicht mitreden könnten. Als seien sie wegen Doping disqualifiziert.

Könnte es auch sein, dass erst dann die Macht, die in weiblichen Möglichkeiten eingebunden ist, souverän gelebt werden könnte, wenn Frauen sich der ihnen vorgeblich vorbestimmten Tortur entledigen könnten? Heute haben wir, zwar auf sehr wackeligen Füßen, das Recht auf Abtreibung und sichere Verhütungsmittel für uns. Ist die freie Wahl, schmerzfrei zu gebären, nicht auch ein Grundrecht? Ist der Anspruch, sich der Animalität von Geburt entledigen zu wollen, nicht verfassungswürdig?

Die Aufklärung, die in der Genese des Individuums zahlreiche Forderungen auf den Plan stellt, strebt im Willen zur Beherrschung der Natur und zur Vertreibung des Aberglaubens grundsätzlich danach, sich der Furcht zu entledigen. Sich der grundsätzlichen Furcht zu entledigen, die den Menschen bis dahin traktierte und im Schach hielt, ist die Conditio sine qua non für den Weg aus der Entmündigung. Die Furcht wird als entwaffnend eingekreist. Und die Furchtlosigkeit verspricht Sicherheit. Die Forderung der Furchtlosigkeit begründet die Genese des bürgerlichen Subjekts. »Sapere aude.« Habe Mut, entledige dich der Phantome! Der undomestizierten inneren Natur wird die Vernunft vorgesetzt, die ihrer herrschenden Willkür endlich ein Ende setzt. Individuelle Leistung, Bildung, Tugend, Humanität begründen von nun an die radikale Rationalisierung des Weltbildes und des Selbstbildes. Und die Vernunft, die jedes Individuum von nun an vor Geistern und Willkür schützen wird, ist der Garant dieser Sicherheit. Das Prinzip der Vernunft eines jeden Einzelnen gewährt allgemeine Sicherheit. Und die prekärste Form dieser Sicherheit ist der Schutz der körperlichen Integrität. Die Aufklärung machte daraus einen Anspruch, der heute zu den Grundrechten gehört.

Es ist dieses Postulat der Sicherheit – die Garantie auf die physische Integrität – die für die Frau unter der Geburt ins Schwanken gerät. Diese Grundlage wird ihr dort entzogen – und deshalb ist es tragisch. Geburt ist eine Naturkatastrophe. Die vergeblich allgemeingültigen Auffangnetze lösen sich in Luft auf. Und die hohen Gesänge der Glücksverheißungen, die in unserem Breitengrad systematisch die Frau betören, erweisen sich als einfältig, zynisch und lächerlich zugleich.

Meine These ist, dass jede Geburt einen Orkan im körperlichen und im psychischen Leben darstellt. Auch für Frauen, die darauf beharren, diesen Orkan mit sentimentalen Ornamenten auszukleiden, und die, meine Sprache nicht verstehend, in Geburt die produktive Quelle weiblicher Identität finden, auch sie oder gerade sie möchte ich an die abgründigen, die tierhaften Anteile des Gebärens erinnern. Ich will die Gewinne des Geschehens keineswegs schmälern, sie keineswegs unwahr oder unecht machen.

Die Diskussion um Geburt auf kalt gekachelte Klinik versus kuscheliges Geburtshaus zu lenken, produziert fatale Effekte. Es produziert ein Feindbild »medizinischer Apparat, Technik, Kontrolle, Männer«, schafft auf der anderen Seite verklärende Vorstellungen von weiblicher Körperlichkeit, von phantastischen Entbindungen, von mütterlicher Macht und Selbstverwirklichung, die nicht nur von verlogenen Prämissen ausgehen, sondern die in die bekannte Kerbe der regressiven Verknüpfung von Frau und Natürlichkeit schlagen. Bei aller Sättigung mit Ideologie können diese Diskurse jedoch nicht aus der Welt schaffen, dass unabhängig von jeglichen Apparaten und Ärzten das Gebären eine Tortur bleibt. Der Vorgang selbst wirft die in unserer Kultur und in unserem Körper verwurzelten Sitten über Bord. Der gewohnte Umgang mit Intimität, Scham, Angst greift nicht mehr. Die triebhaften Entgrenzungen, die der zum Tier gewordene Körper unmittelbar vollzieht, verdeutlichen uns immanent auch, welchen Abstand wir vom Körper genommen haben. Dieses im besten Fall kurzzeitige Verlassen der Kultur schlägt sich äußerlich nieder in Stöhnen, Schreien, Erbrechen, Ausscheidung von Urin und Kot, zerreißen der Körperöffnungen, und wenn alles »normal« verläuft, direkt nach dem Kind noch der Auswurf eines Stück Fleisches, dunkelrot, leuchtend, pochend. Wüsste die Frau nicht, es handelt sich um die Plazenta, den sogenannten »Mutterkuchen«, könnte sie annehmen, ihre Lunge wäre dem Kind nachgelaufen. Also auch ein inneres Organ verlässt danach durch die Scheide den Körper, und alles ist in Ordnung – wie das Meer sich öffnet, das Volk durchlaufen lässt und sich wieder schließt. In der Auflösung der eigenen Körpergrenzen wird zugleich eine neue Grenzziehung geschaffen. Mit dem wuchtigen tierhaften Hervortreten des Kindes passiert etwas metaphysisch schwer Annehmbares, etwas kaum Begreifbares. Der Vorgang drängt sie nicht nur an den Rand ihrer Selbst, sondern wirft sie aus der Gemeinschaft. Die Menschlichkeit scheint dahinzuschwinden. Selbst ohne jegliche Schmerzen bliebe der Vorgang entsetzlich oder doch zumindest sehr schwer verständlich. Aber die fürchterlichen Schmerzen, die die überwiegende Mehrheit von Frauen bei der Entbindung empfindet, macht daraus eine teuflische Angelegenheit, ein infamer Rest aus vorbürgerlicher Zeit, einen undressierbaren Bumerang aus dem Mittelalter.

Es erscheint mir notwendig zu sein, diese Stelle aufzusuchen, weil sie sich in unser aufgeklärtes Verständnis von Weiblichkeit und Sexualität offenbar nicht integrieren lässt. Denn die oft Potenz genannte Fähigkeit der lebensspendenden Weiblichkeit setzt zugleich Beunruhigendes frei. Wo Neugier und gegebenenfalls Vergnügen uns die eigenen Möglichkeiten bestaunen lassen, dort birgt die Gebärfähigkeit ihre Kehrseite: eine ungezügelte Gewalthaftigkeit. Im überwältigenden Naturgeschehen wütet eine Kraft die das Individuum vollkommen negiert.

Wie bringt sich die Frau nach dieser Naturkatastrophe in Sicherheit? Wie beeinträchtigt es ihr Verhältnis zum Körper? Wie wird dieses Kapitel im Selbstbewusstsein assimiliert? Wie wirkt es sich auf das heterosexuelle Verhältnis bzw. auf ihre Sexualität aus? Mit welchem Blick werden nun Männer gesehen? Welches Bild entsteht mit allen diesen Aspekten nun noch von der Idee der Familie?

Der Einfluss der Frauenbewegung hat zu vielen Verbesserungen in der Geburtsmedizin und im Alltag von Kliniken geführt, und die Schwangeren sind längst aus ihrer passiven Rolle entkommen. Informationsabende in Frauengesundheitszentren, Geburtshäuser und in ähnlichen Einrichtungen geben Einblicke in verschiedenste Praktiken des Entbindens. Dort werden Alternativen erläutert. Dort informieren Frauen über alles, was gefordert oder abgelehnt werden kann, und über alle Details des Ablaufs: Schmerzmittel, Gebärposition, Homöopathie, die Funktion von geburtsbegleitenden Geräten und ihre mehr oder weniger gerechtfertigte Notwendigkeit, Dammschnitt/Dammriss-Kontroverse, Rasur oder keine Rasur, Akupunktur, Wehentropf, Herztöne, Zange, Glocke, Kindertropfen gegen Blindheit, und die Liste hat kein Ende. Das Ziel dieser kundigen Wissensvermittlung ist es, Frauen so zu informieren, dass sie selbstbestimmt handeln können. Bei Klinikentbindungen sollen sie nicht hinterfragte Usancen ablehnen und unübliche fordern können. Dahinter zeichnet sich das Bild eines medizinischen Apparats ab, der in der Hand von Ärzten, das heißt Männern, ist, die Geburtsvorgänge überwachen und kontrollieren, weshalb es für Frauen gilt, sich der Überheblichkeit, Arroganz und Bequemlichkeit ihrer Riten und Verfahren zu widersetzen. Der Druck, den die Bewusstwerdung der Frauen in medizinischen Einrichtungen ausübt, hat eine Bewegung in den Alltag von Kliniken gebracht, die, wenn auch zäh, zweifelsohne zu einer Humanisierung der Bedingungen von Geburt geführt hat und weiterhin führt. Andererseits haben wir Geburtshäuser, die von Hebammen geleitet werden. Dort soll Gebären wieder zur Frauenangelegenheit werden. Geburt soll »individuell« erlebt werden. Ohne Fremde, ohne Manipulation, nach »eigenen Gesetzen«, »eigenem Tempo« soll hier Geburt selber gestaltet werden.

Dagegen wäre nichts einzuwenden, wenn nicht zugleich die Medizin als Wissens-, Forschungs- und Fortschrittsquelle an den Rand gedrängt würde. Auf die Machtinszenierung der Mediziner Druck ausüben zu wollen, erscheint legitim, aber sich ihrer Erfahrung, ihrer Kompetenz und ihrer Kooperation entledigen zu wollen, heißt das Kind mit dem Bad ausschütten! Die Medizin wird hier, um den vermeintlichen Rückgewinn weiblicher Identität zu erleben, mächtiger gemacht, als sie ist. Ärzte zittern vor den Juristen und Journalisten, die wir ihnen vorbeischicken können. Der weiße Kittel hat schon längst an Autorität verloren. Passt uns die Nase eines Mediziners nicht, schlagen wir im Branchenbuch nach, um einen anderen zu finden. Die Entbindungsklinik wird wie ein Kurhotel ausgesucht.

Der medizinische Apparat erscheint als Dienstleistungsunternehmen. Wer dies als Beweis für den seelenlosen medizinischen Apparat nimmt, ist auch keinen Schritt weiter. Im Gegenteil, die Polarisierung »Arzt, Technik, Kontrolle« versus »Frau, Natur, ursprüngliche Geburt« wie wir sie längst nicht mehr nur in frauenbewegten Kreisen beobachten können, ist weniger harmlos als sie erscheint. Sie führt nicht nur dazu, dass Frauen aus (teilweise berechtigter) Kritik am medizinischen Apparat an den technischen Fortschritten vorbei Geburt und Körper kulturell wieder in eigene Regie nehmen, sondern sie lenkt zugleich von einer schmerzhaften Konfrontation mit eigenen schwer annehmbaren Anteilen ab.

Was sich antipodisch gegenübersteht, ist nicht das Kontrollmonopol männlicher Ärzte und ihrer Geräte gegenüber der weisen, autonomen, naturverbundenen Frauen und ihrer Einfühlsamkeit. Was sich antipodisch gegenüber steht, ist ein weibliches Selbstbewusstsein heute, das sich Aufklärung, Mitbestimmung, Bürgerrechte, Autonomie und materielle Unabhängigkeit zu eigen gemacht hat, und die animalische Wirklichkeit des Gebärens, die das Individuum negiert, verachtet, ausschaltet. Für die Zeit des Gebärens entsteht ein Hiatus der an der Grundlage weiblicher Identität rührt. Gebären passt nicht in unsere Zeit. Die Sorgfalt, mit der wir sauber die Anarchie der Affekte eingedämmt haben, macht Geburt zu einem für das weibliche Bewusstsein mehr als sperrigen Residuum: eine Erniedrigung des Individuums, im Grunde ein Atavismus. Statt der Verschiebung auf den feindlich-männlichen medizinischen Apparat käme es darauf an, in jenen Spiegel zu schauen, den der Vorgang des Gebärens uns vorhält. Wie lässt sich die Rohheit von Geburt, ihre animalische Brutalität in einer Idee von Weiblichkeit heute integrieren? Setzt diese nicht geradezu voraus, dass wir nur einen sehr reduzierten Begriff von Natur zulassen wollen und können? Eben dieser Entwurf wird von dem Ereignis Geburt sabotiert. Die zivilen Tugenden des bürgerlichen Individuums können Geburt trotz aller Humanisierungsversuche nicht aufnehmen, nicht weichspülen, nicht assimilieren.

Die Fortpflanzungsfunktion verdrängt die eben erst gewonnene Identität. Die Biologie pfeift auf Emanzipation und Grundrechte. Ihr erbarmungsloser Übergriff macht umso zynischer, dass dort authentisch Weibliches gesehen wird.

Fazit

Jede Frau, die wünscht ohne Angriff auf ihre psychische und physische Integrität zu gebären, soll im Rahmen von geburtsbegleitender Fachkompetenz dieses tun können. Das wäre eine der möglichen geschlechtspezifischen Auslegungen des Grundsatzes »die Würde des Menschen ist unantastbar«.

Geburtsvorbereiterinnen und alle, die einer erstmals Schwangeren beistehen, tendieren verheerenderweise dazu den Schmerz zu verharmlosen. Die eklatante Ambivalenz zwischen Fragilität und Stärke, die im gebärenden Körper aufbrüllt hat sich fatalerweise auf gestattete Launen reduzieren lassen.

Die Brutalität des Gebärens als natürlich und unausweichlich hinzunehmen fesselt Frauen in Unmündigkeit. Dagegen soll das Verständnis von Geburt als akulturelles Moment den Schmerz und die Möglichkeiten, ihm zu entweichen, in ein neues Licht rücken. Von dort aus soll es möglich sein die Schmerzvermeidung als Grundrecht zu überlegen. Wenn wir uns eine Konfrontation mit dem animalischen Geschehen unter der Geburt annehmen, wird es möglich sein ein weiteres Verständnis der Gebärfähigkeit zu erreichen, das uns sicherlich über das Bild der ehrenhaften Mutter hinaus führt und uns nicht nötigt die schmerzhaften und gewaltgeladenen Anteile, die Gebären generiert, unter den Teppich zu schieben. In der Unbequemlichkeit, die dort entdeckt werden kann, ruhen die Ansätze, die uns helfen könnten mit mehr Würde und Selbstschutz durch dieses Abenteuer hindurchzugehen.

Bibliographie

Akrich, M.; Pasveer, B.: Comment la naissance vient aux femmes. Paris 1996.

Azoulay, I.: Phantastische Abgründe. Die Gewalt in der sexuellen Phantasie von Frauen. Frankfurt 1996.

Badinter, E.: L'amour en plus. Histoire de l'amour maternel. Paris 1980.

Barbaut, J.: Mythes et légendes de la naissance. Histoires de la naissance à travers le monde. Paris 1990.

Bastien, D.: Le plaisir et les mères. Paris 1996.

Beauvoir, S. de: Le deuxième sexe. Paris 1949.

Beck, L. (Hrsg.): Zur Geschichte der Gynäkologie und Geburtshilfe. Berlin 1986.

Beck, L.; Strasser, K.; Zindler, M.: Regionalanästhesie in der Geburtshilfe. Heidelberg 1978.

Benz, B.; Glatthaar, E.: Checkliste Geburtshilfe. Stuttgart 1977,1981.

Berninghausen, J.: Der Traum vom Kind – Geburt eines Klischees. Frankfurt 1980.

Bogg, J.: Die Mamis und die Papis. Zur Abschaffung der Vaterrolle. In: Kursbuch 76. Berlin 1984. S. 53.

Bretscher, J.: Über den Geburtsschmerz. In: Praxis 53. Bern 1964.

Céline, L.F.: Semmelweis et autres écrits. In: Cahiers Céline. Paris 1977.

Condrau, G.: Gynäkologische schmerzzustände und ihre psychosomatischen Hintergründe. In: Praxis 52 (1406–1411). Bern 1963.

Deutsch, H.: Psychologie der weiblichen Sexualfunktionen. Wien 1925.

Dick, W.; Friedberg, V.; Lanz, E.: Geburtshilfliche Regionalanästhesie. Stuttgart 1988.

Duden B.: Geschichten unter der Haut. Stuttgart 1987.

Duden, B.: Der Frauenleib als öffentlicher Ort. Vom Mißbrauch des Begriffs Leben. Hamburg, Zürich 1991.

Elias, N.: Über den Prozeß der Zivilisation. 1969.

Ehrenreich, B., English, D.: Hexen, Hebammen und Krankenschwestern. München 1975.

Fervers-Schorre, B.: Postpartale Veränderungen der Paarbeziehungen. In: Gynäkologe 19. Berlin 1986.

Flandrin, J-L.: Le sexe en Occident. Évolution des attitudes et des comportements. Paris 1981.

Freud, S.: Über die weibliche Sexualität. 1931.

Gambaroff, M.: Psychoanalytische Überlegungen. In: Evas Biss: Weibliche Aggressivität und ihre Wirklichkeiten. Freiburg 1995.

Gauß C. J., Wilde, B.: Die deutschen Geburtshelferschulen. Bausteine zur Geschichte der Geburtshilfe. München 1956.

Gélis, J.: L'accouchement au XVIII siècle. Pratiques traditionnelles et controle médical. Ethnologie francaise, 1976.

Hardach-Pinke, I.: Schwangerschaft und Identität. In: Die Wiederkehr des Körpers. Hrsg.: Kamper, D.; Wulf, C. Frankfurt 1982.

Henger, U.: Analgesie und Anästhesie in Gynäkologie und Geburtshilfe. Dissertation an der Universität München 1990.

Honegger, C.; Heintz, B.: Listen der Ohnmacht. Zur Sozialgeschichte weiblicher Widerstandsformen. Frankfurt Main 1984.

Honegger, C.: Die Ordnung der Geschlechter. Die Wissenschaft vom Menschen und das Weib. Frankfurt 1991.

Hotfilter-Menzinger, C.: Keine Lust auf Lust. Sexualität nach der Geburt. München 1995.

Janus, L.: Die Geburt – ein Trauma? Überlegungen zur Psychodynamik der Geburtserfahrung. In: Kentenich, H.: Mythos Geburt. Gießen 1996.

Jaubert, M-J.: Les bateleurs du mal-joli. Paris 1979.

Käser, O.: Zur Technik der Schmerzbekämpfung unter der normalen Geburt. In: Bibliotheca Gynecologica. 1950. Fasc.9. Fortschritte der Geburtshilfe und Gynäkologie. S. 68–88.

Kentenich, H.; Rauchfuß, M.; Bitzer, J.: Mythos Geburt – und weitere Beiträge der Jahrestagung Psychosomatische Gynäkologie und Geburtshilfe 1995. Gießen 1996.

Klingspohr, H-J.: Die Geschichte eines Wehenhemmers. Mainz 1983.

Kobayashi, M.: Ultraschalldiagnostik in Gynäkologie und Geburtshilfe. Erlangen 1988.

Langenbucher, H.: Grußworte aus dem Protokollband »Psychosomatische Gynäkologie und Geburtshilfe«. Hrsg.: Stauber, M.; Conrad, F.; Haselbacher, G. 1990/1991.

Langer, M.: Mutterschaft & Sexus. Freiburg 1988.

Lawin, P.; Beller, F.K.; Stellpflug, H.: Analgesie und Anästhesie in der Geburtshilfe. Symposium Münster/West., August 1977. Stuttgart 1980.

Leyrer, K.: Rabenmutter – Na und?! Frankfurt 1987.

Linder, R.; Klarck, S. (Hrsg.): Hausgeburten. Dokumentation der 2. Deutschen Arbeitstagung Haus- und Praxisgeburten. Frankfurt 1996.

Mentzos, S.: Pathogenetische und nosologische Aspekte der Wochenbettpsychosen. In: Psychiatrie und Neurologie der Schwangerschaft. Stuttgart 1968.

Merz, E.: Sonographische Diagnostik in Gynäkologie und Geburtshilfe. Lehrbuch und Atlas. Stuttgart 1988

Michelet, J.: Die Hexe. München 1974.

Naujoks, H.: Gerichtliche Geburtshilfe. Stuttgart 1957.

Nijs, P; van Dorpe, H: Partnerverhältnis und Sexualität während der Schwangerschaft. In: Der Gynäkologe. Heft 15. Berlin 1982. S. 228–235.

Nipsel, P.: Mutterglück und Tränen. 1996.

Odent, M.: Geburt und Stillen. Über die Natur elementarer Erfahrungen. München 1994.

Pecker, A; Roulland H.: L'accouchement au cours des siècles. Paris 1958.

Peter, J-P.: Entre femmes et médecins. Violences et singularités dans le discours du corps sur le corps d'après les manuscrits médicaux de la fin du XVII siècle. Ethnologie francaise, 1976.

Ploil, O. (Hrsg.): Frauen brauchen Hebammen. Verein freier Hebammen. Nürnberg 1991.

Read, G.D.: Mutterwerden ohne Schmerz. Hamburg 1953.

Rey, R.: Histoire de la douleur. Paris 1993.

Riegl: Ideale zukunftssichere Geburtsklinik. Klinikstudie zum Image der stationären Geburtshilfe in Deutschland. Prof. Riegl & Partner GmbH. Augsburg 1996.

Scarry, E. (1985): Die Chiffren der Verletzlichkeit und die Erfindung der Kultur. Frankfurt 1992.

Schleske, G.: Wechselspiel bewußter und unbewußter Phantasien schwangerer Frauen. In: Kinderanalysen. Heft 4. Stuttgart 1993. S. 341–374.

Schindler, G., Bonk, G.: Väter bei der Geburt – Erwartungen und Erfahrungen gemeinsam entbindender Paare in der Schwangerschaft und bei der Geburt. Dissertation an der Universität Frankfurt am Main 1987.

Schröder, R. (Hrsg.): Hebammenlehrbuch. Leipzig 1947.

Semmelweis, I. (1861): Ätiologie, Begriff und Prophylaxis des Kindbettfiebers. In: Klassiker der Medizin. Bd. 18. Leipzig 1912.

Sichtermann, B.: Vorsicht, Kind. Berlin 1982.

Szejer, M. Stewart, R.: Ces neuf mois-là. Une approche psychanalytique de la grossesse et de la naissance. Paris 1994.

Thurer, S.: Mythos Mutterschaft. New York 1994.

Urdze, A.; Rettich, M.: Frauenalltag und Kinderwunsch. Motive von Müttern für oder gegen ein zweites Kind. Frankfurt 1981.

Wesel, Uwe: Der Mythos vom Matriarchat. Frankfurt 1980.

Wylie, W.D.: Schmerzbekämpfung bei der Geburt. München, Berlin 1956.

Die Hebamme im Spiegel der Hebammenlehrbücher. Ausstellungsführer der Universitätsbibliothek der Freien Universität Berlin 1985.

Marsden Wagner

Fische können das Wasser nicht sehen – Die Notwendigkeit einer Humanisierung der Geburt[1]

Einleitung

Für die Humanisierung der Geburt ist die Einsicht von Bedeutung, dass eine Frau, die ein Kind bekommt, ein menschliches Wesen ist und weder eine Maschine noch ein Behälter zur Herstellung von Säuglingen. Es ist tragisch für die gesamte Gesellschaft, wenn den Frauen – der Hälfte der Bevölkerung – ihre Minderwertigkeit und Unzulänglichkeit bewiesen wird, indem man ihnen die Fähigkeit nimmt, Kinder zu gebären. Es ist nicht nur eine hübsche Zugabe, die Frau als ein wichtiges und wertvolles menschliches Wesen zu achten und sicherzustellen, dass ein Kind zur Welt zu bringen für sie eine Erfahrung ist, durch die sie sich selbst verwirklicht und die sie stärker werden lässt. Es handelt sich hierbei um eine unbedingte Notwendigkeit, die eine Stärkung der Frau bedeutet und damit auch eine Stärkung der Gesellschaft.

Humanisierte Geburt bedeutet, dass die gebärende Frau den entscheidenden Einfluss hat und so im Mittelpunkt steht, dass sie und nicht die Ärzte oder irgendjemand sonst darüber entscheidet, was geschieht. Humanisierte Geburt bedeutet, dass der Schwerpunkt der Schwangerenbetreuung in einer gemeindenahen medizinischen Grundversorgung liegt mit Hebammen, Krankenschwestern und Ärzten, die gleichberechtigt und harmonisch zusammenarbeiten, und nicht in einer hochspezialisierten Klinikversorgung. Humanisierte Geburt bedeutet, dass die Schwangerenbetreuung wissenschaftlich gut abgesichert ist, was sich auch auf die wissenschaftlich belegte Anwendung von Technik und Arzneimitteln bezieht.

Die humanisierte Geburt gibt es jedoch heute nicht oft. Warum? Weil Fische das Wasser, in dem sie schwimmen, nicht sehen können. Geburtshilfliches Personal, also Ärzte, Hebammen oder Krankenschwestern, die nur Erfahrung

1 Original-Artikel: *Fish can't see water: the need to humanize birth*; erschienen im International Journal of Gynecology & Obstetrics (2001). Deutsche Übersetzung von Richard Holmes, bearbeitet von Clarissa Schwarz; mit freundlicher Genehmigung des Autors.

mit der medikalisierten Geburt im Krankenhaus mit vielen Interventionen haben, können die tief greifende Auswirkung ihrer Eingriffe auf die Geburt nicht erkennen. Dieses geburtshilfliche Krankenhauspersonal hat keine Ahnung davon wie eine Geburt ohne all die Interventionen aussieht, eine Geburt, die nicht dehumanisiert ist. Diese weit verbreitete Unkenntnis darüber, was eine normale, humanisierte Geburt ist, hat die Weltgesundheitsorganisation (WHO) beschrieben:

Durch die »Medikalisierung« der Geburt befindet sich die Frau in einer ihr unbekannten Umgebung und ist von fremden Leuten umgeben, die seltsame Apparate benützen und damit merkwürdige Dinge an ihr verrichten, um ihr zu helfen. Der Geisteszustand der Frau und der Zustand ihres Körpers werden dadurch so verändert, dass ihre Art und Weise, diesen intimen Akt zu durchleben, mit Sicherheit auch verändert ist und ebenso der Zustand des geborenen Kindes. Als Folge davon weiß man heute nicht mehr, wie Geburten ohne diese Beeinflussung gewesen sind. Die meisten im Gesundheitswesen tätigen Menschen wissen nicht mehr, was eine »nicht-medikalisierte« Geburt ist. Die gesamte moderne geburtshilfliche und neonatologische Literatur beruht im Wesentlichen auf Beobachtungen der »medikalisierten« Geburt [1].

Warum wirkt sich die medikalisierte Geburt notwendigerweise dehumanisierend aus? Bei der medikalisierten Geburt hat der Arzt immer den entscheidenden Einfluss, während bei der humanisierten Geburt die Frau im Zentrum steht und den entscheidenden Einfluss hat auf den Geburtsprozess und alles was mit ihr geschieht. Keine Patientin hatte jemals den vollständigen Einfluss in einem Krankenhaus – wenn eine Patientin mit der Behandlung im Krankenhaus nicht einverstanden ist und ihre Bemühungen, über die Behandlung zu verhandeln, nicht erfolgreich waren, bleibt ihr nur die Möglichkeit, das Krankenhaus zu verlassen. Frauen die Wahl zwischen bestimmten Vorgehensweisen der Schwangerenbetreuung zu lassen, bedeutet nicht den entscheidenden Einfluss abzugeben, denn die Ärzte entscheiden, welche Wahl den Frauen gelassen wird, und die Ärzte haben nach wie vor die Macht der Wahl der Frau zuzustimmen oder nicht.

Vor 15 Jahren hat eine WHO-Konferenz in Fortaleza, Brasilien, empfohlen, dass Geburten nicht nur unter der Kontrolle von einzelnen Ärzten und Krankenhäusern stehen sollen, sondern dass die Betreuung wissenschaftlich belegt und staatlich überwacht sein soll. Die Geburt, die während der vergangenen 100 Jahre aus dem persönlichen Umfeld langsam aber sicher ins Krankenhaus verlagert wurde, muss wieder zurück in das persönliche Umfeld. Nun wird die jetzige Konferenz den nächsten Schritt in Betracht ziehen – nämlich die Geburt wieder in die Verantwortung der Frau und ihrer Familie zu legen. Ärzte sind Menschen, Frauen, die ein Kind bekommen, sind Menschen. Irren ist menschlich. Frauen, die ein Kind bekommen, haben ein Recht darauf, dass während des

Gebärens gemachte Fehler allenfalls ihre eigenen sind, und nicht die von irgendjemand anderem.

Wehentätigkeit und Geburt sind Funktionen des autonomen Nervensystems und unterliegen deshalb nicht der bewussten Kontrolle. Infolgedessen gibt es prinzipiell zwei Ansätze für die Betreuung während der Geburt: mit der Frau (zusammen) zu arbeiten um ihre eigenen autonomen Reaktionen zu erleichtern – die humanisierte Geburt; oder die medikalisierte Geburt, bei der die biologischen Vorgänge nicht berücksichtigt sondern überlagert werden durch Eingriffe von außen mit Hilfe von zusätzlichen Interventionen wie Medikamenten und operativen Eingriffen.

In der Praxis wird die Betreuung während der Geburt aus einer Kombination beider Ansätze bestehen: bei der außerklinischen Geburtshilfe werden die eigenen Reaktionen der Frau üblicherweise erleichtert, während diese bei der klinischen Geburtshilfe üblicherweise durch Eingriffe von außen überlagert werden. Wie auch immer, ob die Betreuung medikalisiert oder wirklich humanisiert ist, hängt entscheidend davon ab, ob der Einfluss völlig bei der Frau liegt, die das Kind bekommt, oder nicht.

Warum ist die Geburt medikalisiert?

In den letzten 15 Jahren hat sich der Kampf zwischen diesen beiden Ansätzen der Schwangerenbetreuung intensiviert und weltweit ausgedehnt. Heute gibt es drei Arten von Schwangerenbetreuung: die stark medikalisierte, »high tech«, arztzentrierte Betreuung, mit einer randständigen Position von Hebammen, die man z.B. in den USA, in Irland, Russland, Tschechien, Frankreich, Belgien und in den großen Städten Brasiliens findet; den humanisierten Ansatz mit starken, unabhängigeren Hebammen und viel niedrigeren Interventionsraten, den man in den Niederlanden, Neuseeland und in den skandinavischen Ländern findet; und eine Mischung beider Ansätze, z.B. in Großbritannien, Kanada, Deutschland, Japan und Australien.

In Entwicklungsländern ist heute in den großen Städten eine medikalisierte Schwangerenbetreuung üblich, während sie in ländliche Gebiete noch nicht vorgedrungen ist, wo sich eine humanisierte Betreuung erhalten hat. Die vorherrschende medizinische Meinung besagt, dass die »moderne« d.h. westliche geburtsmedizinisch orientierte Schwangerenbetreuung Leben rettet und zur Entwicklung gehört und dass das Bemühen, ein Übermaß an Versorgung reduzieren zu wollen, rückschrittlich ist. Die momentane Situation in Entwicklungsländern bestärkt den Gedanken, der einzige Grund für eine an manchen Orten noch bestehende außerklinische, hebammengeleitete Geburt, liege darin, dass moderne medizinische Versorgung dort noch nicht verfügbar ist.

Doch gefährden wir uns selbst, wenn wir uns über die Biologie hinwegsetzen. Wenn wir zum Beispiel unseren Körper nicht mehr gebrauchen, entwickelt er Fehlfunktionen. Es ist »modern« sich in einem Fahrzeug oder einem öffentlichen Verkehrsmittel fortzubewegen, wodurch wir weniger gehen und noch viel seltener schnell laufen. Dann entdeckt die Wissenschaft, dass unser Körper diese Bewegung braucht, sonst bekommen wir Herz-Kreislauf-Probleme. Die postmoderne Vorstellung wieder zum Gehen und Laufen (Joggen) zurückzukommen, wird als fortschrittlich betrachtet, nicht als rückschrittlich. Aus dem gleichen Grund ist es nicht rückschrittlich die Schwangerenbetreuung zu humanisieren, sondern postmodern und fortschrittlich.

Jede Veränderung der menschlichen Lebensbedingungen und damit auch jede Entwicklung, beinhaltet die Möglichkeit positiver und negativer Auswirkungen. Die positiven Auswirkungen von Entwicklung überwiegen die negativen, bis die sozialen und ökonomischen Vorteile zu allen vorgedrungen sind, dann beginnen die verborgenen negativen Auswirkungen sichtbar zu werden. Dieser Negativ-Effekt auf die Säuglingssterblichkeit war zwar schon immer da, ist aber nun erst sichtbar geworden [2]. Der Negativ-Effekt der Entwicklung auf die Müttersterblichkeit zeigt sich allmählich auch. Geburtsmedizinische Interventionen wie der Kaiserschnitt können manchmal Leben retten und manchmal töten – die Müttersterblichkeit beträgt selbst bei geplanten (nicht Notfall-) Kaiserschnitten das 2,84-fache und ist damit fast drei Mal so hoch wie bei einer vaginalen Geburt [3]. Nach Angaben der US Centers of Disease Control and Prevention zeigte die Müttersterblichkeitsrate in den USA, nach jahrzehntelangem stetigem Rückgang einen Anstieg von 7,2 im Jahr 1987 auf 10,0 im Jahr 1990 [4]. Während diese Rate in anderen industrialisierten Ländern weiterhin fiel, zeigte sie in den USA in den 90er Jahren einen langsamen aber stetigen Anstieg und nach Angaben der WHO liegt sie nun höher als in mindestens zwanzig anderen hoch industrialisierten Ländern [5].

Da sich die WHO in der Vergangenheit stark auf Geburtsmediziner aus hoch entwickelten Ländern verlassen hat, die jedoch wenig oder keine Erfahrung in Entwicklungsländern hatten, neigten ihre Programme dazu, die Rolle der Ärzte in der Geburtshilfe zu betonen. Dies ist ein zweischneidiges Schwert – als die Programme für Sichere Mutterschaft in Brasilien anliefen, fiel die Müttersterblichkeit erfreulicherweise signifikant, aber mittlerweile nahmen die Kaiserschnittraten zu, selbst in den ärmsten Staaten (siehe unten).

Geburtsmediziner behaupten häufig, dass die medikalisierte »high tech«-Schwangerenbetreuung in reichen Ländern ein echter Fortschritt sei, aber die wissenschaftlichen Ergebnisse legen einen anderen Schluss nahe. In den vergangenen 20 Jahren gab es in hoch-industrialisierten Ländern keine signifikante Verbesserung in Bezug auf die Raten von geringem Geburtsgewicht oder Zerebralparesen. Der geringfügige Rückgang der perinatalen Mortalität während der letzten 10 Jahre in diesen Ländern ist nicht auf die Geburtsmedizin, sondern auf eine leichte Verbesserung der neonatalen Sterblichkeit zurückzuführen, die im Zusammenhang mit der Neugeborenen-Intensivmedizin steht. In hoch entwickelten Ländern sind alle Versuche fehlgeschlagen, niedrigere perinatale Mortalitätsraten durch höhere geburtshilfliche Interventionsraten zu erklären. Eine Studie des US National Center for Health Statistics bemerkt: »Bei Vergleichen von perinatalen Mortalitätsraten mit den Raten von Kaiserschnitten und vaginal-operativen Geburten sind länderübergreifend keine konsistenten Korrelationen festzustellen.«[6] Die Oxford National Perinatal Epidemiology Unit erklärt in einer Auswertung der wissenschaftlichen Literatur zu diesem Streitpunkt: »mehrere Studien konnten keinen Zusammenhang feststellen zwischen den rohen perinatalen Mortalitätsraten und dem Niveau operativer Entbindungen« [7].

Wir haben in industrialisierten Ländern bei der Schwangerenbetreuung nun einen Punkt erreicht, an dem die positiven Effekte von Entwicklung und Technik das Maximum erreicht haben und sich auch die negativen Effekte zeigen. Das ist ein Hinweis darauf, dass Fortschritte in Technik und Entwicklung nicht zu Verbesserungen der Gesundheit führen können, wenn die Technik nicht mit den natürlichen, biologischen Prozessen harmoniert und von einer humanisierten medizinischen Versorgung begleitet wird. Ein einfaches Beispiel: Wird ein Wunschkaiserschnitt nach Wehenbeginn durchgeführt, wird dies vielleicht in manchen Fällen die natürlichen Vorgänge begünstigen. Den spontanen Wehenbeginn abzuwarten, hieße jedoch, dass die Ärzte die Möglichkeit verlieren, das Vorgehen zeitlich so zu planen, wie es ihnen selbst angenehm ist. Wenn aber der Arzt versucht die natürlichen Prozesse zu umgehen, wie es heute zumeist der Fall ist, indem er vor Wehenbeginn eine primäre Sectio durchführt, dann besteht ein größeres Risiko für ein Atemnotsyndrom und Unreife. Beides sind führende Todesursachen neugeborener Kinder. Wir gefährden uns selbst, wenn wir uns über die Natur hinwegsetzen.

Aus diesem Grund erkennen internationale Entwicklungshilfeorganisationen wie die Weltbank nun an, dass wirtschaftliche Entwicklung allein nicht zur Verbesserung von Lebensbedingungen führt, solange sie nicht mit sozialer Entwicklung einhergeht, die auch Ausbildung mit beinhaltet.

Die größte Gefahr der westlichen medikalisierten Geburt besteht in ihrem weit verbreiteten Export in Entwicklungsländer. Es ist wissenschaftlich belegt, dass es unnötig ist, jeder Frau unter der Geburt routinemäßig Infusionen zu verabreichen. In einem reichen Land ist diese Praxis zwar Geldverschwendung aber keine Tragödie. Ich habe in Entwicklungsländern Routine-Infusionen unter der Geburt in kleinen ländlichen Bezirkskrankenhäusern gesehen, die so wenig Geld haben, dass Einmalspritzen mehrmals benützt werden. Routinemäßige Infusionen unter der Geburt sind deshalb für Entwicklungsländer eine tragische

Verschwendung äußerst beschränkter Ressourcen. Wenn Entwicklungsländer westliche geburtsmedizinische Praktiken übernehmen, die nicht wissenschaftlich belegt sind, werden als Folge davon andere Frauen in diesen Ländern an Krebs sterben, der nicht frühzeitig genug entdeckt wurde, weil es an Geldmitteln fehlt für solche unscheinbaren, aber wesentlichen Gesundheitsdienstleistungen wie flächendeckende Krebsvorsorge-Programme für arme Frauen.

Wie alle Kliniker bemühen sich Geburtshelfer sehr darum, einzelnen Patientinnen zu helfen. Im Bemühen um eine Balance zwischen Effektivität und Risiken haben die Ärzte durch ihren Wunsch zu helfen eher die Effektivität als die Risiken im Blick. Zum Beispiel sind unter den Veröffentlichungen der USA 41 randomisierte kontrollierte Studien, die die Wirksamkeit von Misoprostol (Cytotec) zur Geburtseinleitung nachweisen, aber nicht eine einzige ist groß genug, um Risiken wie die Uterusruptur ausreichend zu erfassen [8]. Darum empfiehlt die Cochrane Library, zu diesem Zweck Misoprostol nicht einzusetzen [9]. Aber da es funktioniert, zudem unkompliziert und billig ist, ist seine Anwendung in den USA weit verbreitet, obwohl es von der FDA für diesen Zweck nicht genehmigt ist. Nun tauchen Forschungsergebnisse auf, die bei der Anwendung von Misoprostol zur Zervixreifung oder Einleitung ernst zu nehmende Risiken aufzeigen bei Frauen mit vorangegangenen Uterusoperationen [10, 11]. Aber es ist zu spät für die vielen US-amerikanischen Frauen mit vorangegangenem Kaiserschnitt, die nach einer Einleitung mit Misoprostol eine Uterusruptur erlitten und für ihre vielen toten Kinder. Misoprostol zur Geburtseinleitung bei Frauen mit vorangegangenem Kaiserschnitt in den 90er Jahren schließt sich an andere Beispiele geburtshilflicher Interventionen an, die tragische Folgen hatten, weil sie vor einer ausreichenden wissenschaftlichen Untersuchung breite Anwendung fanden wie die Röntgen-Beckenmessung in der Schwangerschaft in den 30er Jahren, Diethylstilbestrol (DES) für Schwangere in den 50er Jahren und Thalidomid für Schwangere in den 70er Jahren.

Die meisten Kliniker verstehen nicht, wie bevölkerungsbezogene wissenschaftliche Daten auf einzelne Patienten anzuwenden sind. Daraus resultieren z. B. die Einwände gegen das Einhalten von empfohlenen Kaiserschnittraten [12]. Dieses Unverständnis mancher Kliniker der Epidemiologie gegenüber ist häufig verbunden mit dem Unvermögen von Gesundheitswissenschaftlern, die Kliniker mit Übertreibungen der klinischen Praxis zu konfrontieren, und zwar aus Angst vor der Macht der Kliniker und aus Loyalität den eigenen Berufskollegen gegenüber [13].

Fast überall verlassen sich die Kliniker noch auf kollegiale Begutachtung und Standards der Ärzteschaft für ihre Tätigkeit. Es war vorhersehbar, dass es falsch ist, Kollegen zum Hauptfaktor bei der Entwicklung und Überwachung von Behandlungsrichtlinien zu machen. »Standards für ärztliches Handeln«, die auf der Behandlung einzelner Patienten durch führende Ärzte beruhen, sind immer noch der »Goldstandard«, obwohl sie als »das, was wir alle machen« entlarvt sind. Dies führt eher zu einem Standard des kleinsten gemeinsamen Nenners als zu einem hohen Standard, der auf wissenschaftlichen Ergebnissen beruht.

Der einzige Ansatz, den Kliniker verstehen, ist die anekdotenhafte Einzelfallanalyse. Dieser Ansatz führt zu einem »was ist wenn«-Szenario, in dem es abgelehnt wird, bevölkerungsbezogene Daten auf die Praxis anzuwenden, denn »was ist, wenn« dieses oder jenes bei einer einzelnen Patientin passiert. Es gibt kein besseres Beispiel dafür als die geplante außerklinische Geburt.

Viele Kliniker und ihre Organisationen glauben immer noch an die Gefährlichkeit geplanter außerklinischer Geburten, ob in einem Geburtshaus oder als Hausgeburt. Sie nehmen die überwältigenden Ergebnisse nicht zur Kenntnis, die belegen, dass für Frauen mit geringem Risiko die geplante außerklinische Geburt sicher ist. Die Antwort der Kliniker auf diese Ergebnisse ist: »aber was ist, wenn bei einer außerklinischen Geburt etwas passiert?« Da die meisten Kliniker niemals eine außerklinische Geburt erlebt haben, enthält ihre »was ist wenn«-Frage mehrere falsche Annahmen. Die erste Annahme ist: bei einer Geburt passiert alles schnell. Von sehr wenigen Ausnahmen abgesehen, geschehen die Dinge während eines Geburtsprozesses jedoch langsam und ein echter Notfall, bei dem Sekunden zählen, kommt extrem selten vor. Wie wir weiter unten sehen werden, haben in vielen dieser Fälle die Hebammen des Geburtshauses oder bei der Hausgeburt die Notfallsituation gut im Griff.

Die zweite falsche Annahme ist: wenn Probleme auftauchen, gibt es nichts, was eine außerklinische Hebamme tun kann. Dies kann nur von jemand vertreten werden, der noch nie Hebammen bei außerklinischen Geburten beobachtet hat. Eine ausgebildete Hebamme kann Komplikationen vorbeugen und sie normalerweise verhindern, da sie eine kontinuierliche Einzelbetreuung gewährleistet. Hebammen und Schwestern im Krankenhaus dagegen können nur gelegentlich nach den Frauen mit Wehen schauen, für die sie verantwortlich sind. Von wenigen Ausnahmen abgesehen kann eine außerklinische Hebamme bei Problemen alles tun, was im Krankenhaus auch getan werden könnte, einschließlich der Gabe von Sauerstoff usw. Zum Beispiel kann bei einer Schulterdystokie auch im Krankenhaus nichts anderes gemacht werden als bestimmte Manöver mit Mutter und Kind, die alle genauso gut von einer außerklinischen Hebamme durchgeführt werden können. Das neueste in der medizinischen Literatur beschriebene erfolgreiche Manöver für eine solche Schulterdystokie ist nach der Hausgeburtshebamme benannt, die es als erste beschrieben hat (Gaskin-Manöver) [14].

Die dritte falsche Annahme ist, im Krankenhaus könne schneller gehandelt werden. Die Wahrheit ist, dass bei den meisten privat behandelten Frauen, der behandelnde Arzt während ihrer Wehen die meiste Zeit gar nicht im Krankenhaus ist und deshalb gerufen werden muss, wenn Probleme entstehen. Die

»Transport-Zeit« des Arztes ist genauso lang wie die »Transport-Zeit« einer Frau bei einer Geburtshaus- oder Hausgeburt. Selbst wenn bei Geburten im Krankenhaus ein Kaiserschnitt notwendig ist, werden im Durchschnitt 30 Minuten gebraucht für die OP-Vorbereitung, um den Anästhesisten zu rufen usw. In einer Untersuchung von 117 Krankenhausgeburten mit Notfallkaiserschnitten wegen kindlicher Notsituationen hatten 52 % der Fälle einen Zeitraum vom Entschluss zur Operation bis zum ersten Schnitt von über 30 Minuten [15]. Während dieser 30 Minuten kann entweder der Arzt oder die außerklinisch gebärende Frau unterwegs zum Krankenhaus sein. Darum ist eine gute Zusammenarbeit zwischen dem Krankenhaus und der außerklinischen Hebamme wichtig, damit das Krankenhaus, wenn die Hebamme die Verlegung telefonisch ankündigt, keine Zeit verliert, die Vorbereitungen für die erwartete Gebärende zu treffen. Aus diesen Gründen gibt es keine Daten, die das anekdotische Einzelfallszenario-»was ist wenn« erhärten, mit dem manche Ärzte der Öffentlichkeit und den Politikern Angst vor außerklinischen Geburten einjagen.

In letzter Zeit gibt es eine begrüßenswerte Bewegung der evidenzgestützten Medizin, medizinische Praxis auf wissenschaftliche Ergebnisse zu stützen, und viele Geburtshelfer bemühen sich sehr, ihre Praxis auf den Stand der neuesten Erkenntnisse zu bringen. Aber noch immer sind viele Ärzte weder mit neuen wissenschaftlichen Ergebnissen vertraut noch mit den Methoden, sie zu erbringen. In einer britischen Studie aus dem Jahr 1998 kannten 76 % der befragten praktizierenden Ärzte das Konzept der evidenzgestützten Medizin, aber nur 40 % glaubten, dass deren Ergebnisse auf ihre Praxis anwendbar sind, nur 27 % waren vertraut mit Methoden der kritischen Prüfung der Literatur und angesichts eines schwierigen klinischen Problems würde die Mehrheit eher einen anderen Arzt zu Rate ziehen als wissenschaftliche Ergebnisse [16]. Dies hilft, die weiterhin bestehende Kluft zwischen klinischer Praxis und wissenschaftlichen Ergebnissen zu erklären.

Als Kinder ihrer Zeit neigen einige Geburtshelfer zu blindem Glauben an die Technik und das Mantra: Technik = Fortschritt = modern. Die andere Seite der Medaille ist das fehlende Vertrauen in die Natur, das am besten in der Aussage eines kanadischen Geburtshelfers zum Ausdruck kommt: »Die Natur ist ein schlechter Geburtshelfer«. Im Bestreben, die Natur zu überwinden, scheiterte im 20. Jahrhundert eine Reihe von Versuchen, Fortschritte in der biologischen Evolution und der sozialen Entwicklung zu erzielen. Hebammen wurden bei Geburten mit geringem Risiko durch Ärzte ersetzt, dann wurde wissenschaftlich nachgewiesen, dass Hebammen sicherer sind [17–20]. Hausgeburten wurden ins Krankenhaus verlagert, dann wurde wissenschaftlich nachgewiesen, dass Hausgeburten bei geringem Risiko genauso sicher sind, und zwar mit weit weniger unnötigen Interventionen [21–25]. Die Familie als Beistand bei der Geburt wurde durch Klinikpersonal ersetzt, dann wurde wissenschaftlich nachgewiesen, dass die Geburt bei Anwesenheit der Familie sicherer ist. Aufrechte Geburtspositionen wurden durch die Steinschnitt-Lage (Rückenlage mit angewinkelten Beinen) ersetzt, dann wurde wissenschaftlich nachgewiesen, dass aufrechte Gebärpositionen sicherer sind [26]. Neugeborenenuntersuchungen wurden in den ersten 20 Minuten vorgenommen und die Kinder nicht mehr bei den Müttern gelassen, dann wurde das dringende Bedürfnis nach mütterlicher Zuwendung in diesem Zeitraum wissenschaftlich nachgewiesen. Muttermilch wurde durch künstlich hergestellte Milch ersetzt, dann wurden die Vorteile der Muttermilch wissenschaftlich nachgewiesen. Die Mutter wurde durch die Säuglingsstation ersetzt, dann wurden die Vorteile des rooming-in wissenschaftlich nachgewiesen. Wenn mehr Ärzte ein Erdbeben oder einen Vulkanausbruch erleben würden, würden sie realisieren, dass ihre Ideen, die Natur zu beherrschen, nicht mehr sind als Ausdrucksweisen der Bedeutungslosigkeit.

Der unnötige Kaiserschnitt: ein Symbol der Dehumanisierung

Der Inbegriff eines Beispiels für die Medikalisierung und Dehumanisierung der Geburt ist der unnötige Kaiserschnitt, wobei der operierende Arzt die Verantwortung trägt und die Frau keinen Einfluss mehr hat. Die Sectio rettet Leben, aber es ist nicht nachgewiesen, dass die in vielen Ländern steigenden Sectio-Raten während der letzten beiden Jahrzehnte zu einer Verbesserung der Geburtsergebnisse beigetragen haben [6,7]. Wie ist das möglich? Während die Sectio-Indikationen erweitert werden und die Sectio-Raten steigen, werden in einem immer geringer werdenden Anteil aller Sectio-Fälle Leben gerettet. Aber die Risiken dieser großen Operation nehmen mit steigenden Raten nicht ab. Es ist nur logisch, dass schließlich eine Rate erreicht wird, bei der die Sectio fast so viele Kinder tötet, wie durch sie gerettet werden.

Gegenwärtig zahlen Frauen und ihre Kinder einen hohen Preis für die Werbung, die einige Ärzte für die Sectio betreiben. Die wissenschaftlichen Daten zum Zusammenhang von Müttersterblichkeit und Sectio lassen vermuten, dass die steigenden Müttersterblichkeitsraten in den USA und Brasilien vielleicht, zumindest teilweise, eine Folge der hohen Sectio-Raten sind [3]. In beiden Ländern sind alle mütterlichen Todesfälle sorgfältig zu analysieren, um die starke Hypothese zu überprüfen, dass ein Zusammenhang zwischen steigenden Müttersterblichkeitsraten und hohen Sectio-Raten besteht. Die Daten zu anderen Sectio-Risiken für Mutter und Kind sind ein Hinweis darauf, dass beide einen hohen Preis zahlen, und zwar sowohl bei der jetzigen Geburt als auch bei zukünftigen Schwangerschaften [27].

Warum so viele unnötige Kaiserschnitte? Man findet höhere Sectio-Raten dort, wo die Schwangerenbetreuung unter dem entscheidenden Einfluss von

Ärzten steht und Hebammen an den Rand gedrängt sind oder fehlen. In vielen Studien wurden niedrigere Raten an geburtshilflichen Interventionen dann nachgewiesen, wenn Hebammen die Geburten mit niedrigem Risiko betreuen und nicht Ärzte für die geburtshilfliche Grundversorgung für Frauen mit niedrigem Risiko zuständig sind [28]. Es ist kein Zufall, dass in den USA, Kanada und den Großstädten Brasiliens, wo Geburtshelfer die Mehrzahl der normalen Geburten betreuen und es nur wenige Hebammen gibt, die sich um eine geringe Anzahl von Geburten kümmern, die höchsten Sectio-Raten der Welt zu finden sind. Einen hoch ausgebildeten gynäkologischen Operateur zur Betreuung einer normalen Geburt einzusetzen, entspricht dem Einsatz eines Kinderchirurgen als Babysitter für ein normales zweijähriges Kind. Hohe Sectio-Raten sind ein Symbol für eine mangelnde Humanisierung der Geburt.

Der übermäßige Einsatz primärer Kaiserschnitte und anderer unnötiger geburtshilflicher Interventionen betrifft jedoch auch die Allgemeinheit. Nicht einmal die reichsten Länder der Erde haben die nötigen finanziellen Ressourcen für alle Herztransplantationen, Nieren-Dialysen oder neue Hüftgelenke, um alle Menschen damit zu versorgen, denen dies möglicherweise nützen würde. Es müssen Entscheidungen getroffen werden, welche medizinischen und operativen Behandlungen übernommen werden, und von diesen Entscheidungen hängt ab, wer leben wird. Ein Wunsch-Kaiserschnitt ohne medizinische Indikation erfordert einen Operateur, vielleicht einen zweiten Arzt als Assistenz, einen Anästhesisten, OP-Schwestern, medizinische Ausstattung, einen Operationssaal, bereitgestellte Blutkonserven, wenn eine Transfusion nötig ist, einen längeren postoperativen Krankenhausaufenthalt usw. Das alles ist ziemlich kostspielig und, was ebenso wichtig ist, ein erhebliches Maß an Ausbildung von medizinischem Personal, wofür vorwiegend öffentliche Mittel eingesetzt werden. Diese Kosten entstehen selbst dann, wenn der Kaiserschnitt von einem privaten Arzt in einem privaten Krankenhaus durchgeführt wird. Erhält eine Frau einen Kaiserschnitt, nur weil sie dies wünscht, stehen weniger personelle und finanzielle Ressourcen für den Rest der medizinischen Versorgung zur Verfügung.

Wie oben bereits festgestellt, ist diese gefährliche Belastung der finanziellen Ressourcen noch einschneidender, wenn die Sectio-Praxis, wie sie beispielsweise in den USA üblich ist, in Entwicklungsländer exportiert wird, die über weit weniger Ressourcen für ihr Gesundheitswesen verfügen. Zum Beispiel liegt in einem Staat Brasiliens in 59 Krankenhäusern die Sectio-Rate über 80 %, in drei Gesundheitsbezirken liegt sie über 70 % während sie in weiteren 13 Gesundheitsbezirken über 60 % liegt. Der gesamte Staat weist eine Sectio-Rate von 47,7 % auf [29]. Dass dies eine gewaltige Belastung für Brasiliens begrenzte Gesundheitsressourcen darstellt, liegt auf der Hand. Während manche Ärzte behaupten, diese hohen Raten seien auf den Wunsch der Frauen zurückzuführen, bestätigen jüngste Untersuchungsergebnisse, dass dies nicht der Fall ist (Professor A. Faúndes, persönliche Mitteilung).

Die brasilianischen Frauen zahlen noch einen anderen Preis. Die oben angegebenen Daten, die die höhere mütterliche Sterblichkeit nach Wunsch-Kaiserschnitten in Großbritannien nachweisen, werden weiter erhärtet durch Daten, die neuerdings in den brasilianischen Gebieten mit den schockierend hohen Sectio-Raten einen Anstieg der Müttersterblichkeit aufzeigen [30]. Der Wunsch-Kaiserschnitt ist ein kostspieliger und gefährlicher Luxus.

Im Licht dieser Ergebnisse erklärt das Komitee für ethische Aspekte menschlicher Reproduktion und Frauengesundheit der FIGO (Fédération Internationale de Gynecologie et d'Obstétrique, die internationale Dachorganisation nationaler geburtshilflicher Organisationen) in seinem Bericht im Jahr 1999: »einen Kaiserschnitt aus nichtmedizinischen Gründen durchzuführen ist ethisch nicht zu rechtfertigen« [31]. Auch einzelne Geburtshelfer und einige medizinische Organisationen arbeiten auf die Senkung der Sectio-Raten und die Humanisierung der Geburt hin.

Lösungen

Bislang ist es weder in den entwickelten noch in den Entwicklungsländern gelungen, die Vorteile der medikalisierten Geburtshilfe zu nutzen und gleichzeitig die Nachteile, wie die Tendenz zu übermäßigem Einsatz der Geburtsmedizin, zu vermeiden. Durch die Humanisierung der Geburt besteht die Möglichkeit, die Vorteile der westlichen medikalisierten Geburt mit den Vorteilen einer Umorientierung des Betreuungssystems zu verbinden und dabei die biologische, soziale, kulturelle und spirituelle Natur der menschlichen Geburt zu achten. Mehrere Strategien tragen zur Humanisierung der Geburt bei – allen ist gemeinsam, dass sie der Frau und ihrer Familie den entscheidenden Einfluss bei der Geburt ihres Kindes wieder überlassen und die Frau darin bestärken, Vertrauen in sich selbst zu haben, indem sie erlebt, was ihr Körper zu vollbringen vermag.

Die erste Strategie besteht in Ausbildung. Wer das Wissen hat, hat die Macht. Die Ärzteschaft hat in der Vergangenheit häufig den entscheidenden Einfluss über die medizinische Versorgung aufrechterhalten, indem sie Wissen zurückgehalten und andern vorenthalten hat. Auch wenn die Schweigepflicht eine berechtigte Entschuldigung ist, den Zugang zu Informationen über einzelne Patienten zu beschränken, so ist sie doch keine Entschuldigung, den Zugang zu Daten von Patientengruppen zu beschränken, z. B. Krankenhausdaten und kommunale Daten. Die Veränderungen zu einer Informationsgesellschaft ziehen auch tief greifende Veränderungen der medizinischen Versorgung nach sich. Die neuen Möglichkeiten durch das Internet haben einen tief greifenden Effekt, da medizinische Informationen für jeden zugänglich werden. Das neue Jahrtausend bringt eine Bewegung, die weltweit Verantwortlichkeit und Transparenz als elementare Voraussetzung jeder Demokratie vom Personal und den Einrichtungen des medizinischen Versorgungssystems (einschließlich der Krankenhäuser) erfordert. Die Öffentlichkeit braucht vollständige und zuverlässige Informationen, selbst wenn das bedeutet, dass Ärzte an Macht verlieren und, in manchen Fällen, gewisse geburtsmedizinische Praktiken dadurch in ihrer weiteren Existenz bedroht sind – ein Hauptbeispiel hierfür sind Müttersterblichkeitsraten.

Allen im medizinischen Versorgungssystem Tätigen, den für das Gesundheitswesen zuständigen Beamten, Politikern und der Öffentlichkeit müssen vollständige Informationen über die positiven und negativen Auswirkungen der medikalisierten Geburt zur Verfügung gestellt werden. Alle sollen das Wasser sehen, in dem viele Ärzte und Krankenhäuser schwimmen, und die Existenz der Haie zur Kenntnis nehmen, die zwar keine Ärzte fressen, aber vielleicht einige Frauen und Kinder.

Die Notwendigkeit den Horizont von Ärzten in Bezug auf die Schwangerenbetreuung zu erweitern, ist kein neues Problem. In einem Medizinbuch aus dem Jahr 1668 heißt es: »Ärzte, die nie eine Hausgeburt gesehen haben und sich dennoch für kompetent halten, sich dagegen auszusprechen, erinnern an Geographen, die uns Länder beschreiben, die sie nie gesehen haben.« Wir müssen von Ärzten verlangen, dass sie in das Wasser schauen, in dem die humanisierte Betreuung vor und nach der Geburt existiert, damit ein physiologischer Standard entwickelt werden kann, an dem alle ihre Erfahrungen messen können. Auf den Philippinen gehört zum geburtshilflichen Ausbildungsprogramm eines Arztes eine Mindestanzahl geplanter Hausgeburten. Jedes geburtshilfliche Ausbildungsprogramm sollte geplante außerklinische Geburten beinhalten – in Geburtshäusern und als Hausgeburten. Auch für Hebammen und geburtshilfliche Pflegekräfte sollte dies Bestandteil der Ausbildung sein.

Ganz besonders wichtig ist die Ausbildung der Frauen, besonders der schwangeren Frauen, wobei es jedoch um die Frage geht, was den Frauen vermittelt wird. Manchmal steht die Geburtsvorbereitung unter dem Einfluss von einigen Geburtsmedizinern, die darauf bestehen, dass die Frauen nur arztfreundliche Informationen erhalten. Viele Anästhesisten in den USA haben sich Zugang zu Geburtsvorbereitungskursen verschafft, wo sie gerne über die Wunder der Periduralanästhesie predigen, ohne die beträchtlichen Risiken dieser invasiven Methode zu erwähnen.

Neuerdings stellen einige Ärzte den Frauen beschränkte, hochgradig selektierte Informationen zur Verfügung, um diese in ihrem Wunsch nach einem

Kaiserschnitt ohne medizinische Indikation mit Erfolg zu bestärken [27]. Es ist höchst unwahrscheinlich, dass Frauen jemals einen Kaiserschnitt in Erwägung ziehen würden, wenn man ihnen alle wissenschaftlichen Ergebnisse über die Risiken für sich und ihre Kinder zur Verfügung gestellt hätte. Das ethische Hauptproblem ist nicht das Recht darauf, einen großen operativen Eingriff zu wählen oder zu verlangen, für den es keine medizinische Indikation gibt, sondern das Recht, vor jedem medizinischen oder operativen Eingriff die vollständigen wertfreien Informationen zu erhalten und zu diskutieren.

Mit Recht setzt sich eine emanzipierte Frau dafür ein, nicht unter der Herrschaft von Männern zu stehen. Dies ist in einer männlichen, chauvinistischen Gesellschaft ein besonders schwieriges Unterfangen. Frauen in »Macho«-Kulturen, die ihre Kinder in Kliniken zur Welt bringen, können auf sehr unterschiedliche Arten unterdrückt werden und vermittelt bekommen, dass sie nicht wichtig sind und nicht frei, sondern unter dem Einfluss von Krankenhauspersonal stehen, das häufig aggressiv ist und beispielsweise von ihnen verlangt, während der Wehen keine lauten Töne von sich zu geben.

Wenn eine Frau das medikalisierte, männlich dominierte Geburtshilfe-Betreuungs-Modell mit seiner selektiven Information akzeptiert, gibt sie jegliche Möglichkeit auf, ihren Körper unter ihrem Einfluss zu behalten und ihre Entscheidungen selbst zu treffen. Bände wurden darüber geschrieben, wie befreiend und stärkend das Geburtserlebnis für eine Frau ist, wenn alles so abläuft, wie sie es will. Wenn sie nicht die Möglichkeit hat, auf der Grundlage vollständiger Information für sich zu selbst zu entscheiden, verliert sie ihren Einfluss und wird den Wünschen von Ärzten und Krankenhäusern folgen. Leider haben einige Feministinnen, die berechtigterweise für die Rechte der Frauen kämpfen, aufgrund voreingenommener arztfreundlicher Informationen unwissentlich das Recht der Frauen auf geburtshilfliche Eingriffe gefordert, die für sie und ihre Kinder gefährlich sind.

Eine zweite Strategie zur Humanisierung der Geburt ist die Förderung einer evidenz-gestützten Praxis der Schwangerenbetreuung. Kollegenbeurteilung und Richtlinien der Ärzteschaft konnten die bestehende Lücke zwischen der derzeitigen geburtshilflichen Praxis und wissenschaftlichen Erkenntnissen nicht schließen. Vielerorts haben Fachleute des öffentlichen Gesundheitswesens und staatliche Behörden, häufig aus Angst vor der Macht des medizinischen Establishments, versäumt sich offensiv dafür einzusetzen, dass diese Lücke zwischen der geburtshilflichen Praxis und den wissenschaftlichen Ergebnissen geschlossen wird [13].

Bei Vorträgen in geburtshilflichen Abteilungen von Krankenhäusern zeige ich eine einfache Tabelle, die in der linken Spalte die hauseigenen Interventionsraten (Einleitung, Episiotomie, Entbindung in Steinschnitt-Lage, vaginal-operative Entbindungen, Kaiserschnitte) den wissenschaftlich belegten Raten in der rechten Spalte gegenübergestellt. Meist folgt darauf eine eher hitzige als lockere Diskussion, und immer gibt es zumindest einige Ärzte, die über das Auseinanderklaffen ihrer Praxis und der wissenschaftlichen Ergebnisse genauso betroffen sind wie ich. Die althergebrachten klinischen Praxis-Richtlinien der GOBSAT (Good Old Boys Sit Around Table) mit ihren altmodischen, überheblichen Ansichten und ihrem wichtigtuerischen Ton werden mit Beginn eines postmodernen medizinischen Versorgungssystems abgelöst werden durch Praxisrichtlinien, die wissenschaftlich abgesichert sind und die Akzeptanz der Öffentlichkeit haben.

Eine weitere wesentliche Strategie zur Humanisierung der Geburt ist die Klärung der Frage, wer für die Grundversorgung der Frauen während Schwangerschaft und Geburt zuständig ist. Das Beharren der Ärzte, ihr Tun selbst zu kontrollieren, wobei die Öffentlichkeit bzw. deren Vertreter sich nur wenig oder gar nicht einmischen, hat eine lange Tradition. Solange Ärzte für die Grundversorgung normaler, gesunder Frauen während der Schwangerschaft und Geburt zuständig sind, werden Frauen nicht die Entscheidungsgewalt haben, und die Schwangerenbetreuung wird nicht humanisiert.

Es sollte Ärzten aus einem hoch medikalisierten Betreuungssystem wie in den USA nicht erlaubt sein, in ein Land zu kommen und diesem ihr Betreuungssystem zu verkaufen. Die Betreuung in den USA ist extrem medikalisiert, da normale, gesunde Frauen zu über 90 % vor und während der Geburt von Ärzten betreut werden. Dies führt dazu, dass die Geburt ein operativer Eingriff mit hohen Raten an unnötigen Interventionen ist. Dies schwächt die Frauen wenn sie Kinder bekommen und ist eine riesige Verschwendung finanzieller und professioneller Ressourcen. In den USA sind die Ausgaben für die Schwangerenbetreuung doppelt so hoch wie in jedem anderen Land, und die Hebammen haben eine marginale Position. Dies ist kein System mit Vorbildcharakter – die Müttersterblichkeitsrate, die perinatale Mortalität und die Säuglingssterblichkeitsrate der USA sind viel höher als in fast jedem anderen industrialisierten Land.

Im Gegensatz dazu steht die schwangere Frau in der langen Tradition der Hebammen im Mittelpunkt und hat selbst den entscheidenden Einfluss. Die Hebamme bietet eine Form von Unterstützung, die die Verantwortung bei der Frau belässt und die Familie stärkt. Aus diesem Grund ist die Grundversorgung vor und während der Geburt in den Händen von Hebammen eine Hauptstrategie bei der Humanisierung der Geburt.

Manche Länder wollen vielleicht die Betreuungsform der Länder untersuchen, die auf dem Weg zur Humanisierung der Geburt bereits viel weiter sind wie z. B. Neuseeland, die Niederlande und die skandinavischen Länder. Diese Länder liegen im Bereich der niedrigsten Mütter- und Perinatal-Sterblichkeitsraten der Welt, und dort werden über 80 % der Frauen während der Schwangerschaft und

Geburt ausschließlich von Hebammen betreut (in oder außerhalb von Krankenhäusern).

Bedeutende wissenschaftliche Forschungsergebnisse zeigen vier Hauptvorteile freiberuflich tätiger Hebammen auf. Erstens kann kein Zweifel mehr darüber bestehen, dass Hebammen bei Geburten mit geringem Risiko die sicherste Geburtsbetreuung bieten. Eine Meta-Analyse von 15 Studien zum Vergleich von hebammengeleiteten und arztgeleiteten Geburten fand keinen Unterschied in den Geburtsergebnissen der Frauen und Kinder mit einer Ausnahme: bei den Hebammen war die Anzahl der Kinder mit geringem Geburtsgewicht geringer [17]. Zwei randomisierte, kontrollierte Studien in Schottland [18,19] und sechs weitere in Nordamerika fanden keine Zunahme schlechter Geburtsergebnisse durch hebammengeleitete Geburten [28].

Die maßgeblichste Untersuchung zur Sicherheit hebammengeleiteter Geburten, 1998 veröffentlicht, betrachtete alle Geburten innerhalb eines Jahres in den USA – über vier Millionen Geburten. Es wurden nur vaginale Einlingsgeburten einbezogen, Fälle mit sozialen oder medizinischen Risikofaktoren ausgeschlossen und dann die Geburtsergebnisse von hebammengeleiteten Geburten mit geringem Risiko und ärztlich geleiteten Geburten mit geringem Risiko verglichen. Im Vergleich zu den ärztlich geleiteten Geburten mit geringem Risiko wiesen die hebammengeleiteten Geburten eine um 19 % geringere Säuglingssterblichkeit, eine um 33 % geringere neonatale Sterblichkeit und eine um 31 % niedrigere Rate von geringem Geburtsgewicht auf [20].

Nach einer Überprüfung dieses umfassenden Beweismaterials für die Sicherheit hebammengeleiteter Geburten zieht ein kürzlich in einer geburtshilflichen Fachzeitschrift erschienener Artikel den Schluss: »bei der Durchsicht wissenschaftlicher Literatur findet sich keine einzige Studie, die für Frauen mit geringem Risiko bei Hebammen schlechtere Ergebnisse aufweist als bei Ärzten – wissenschaftliche Ergebnisse zeigen, dass verglichen mit ärztlicher Versorgung die Betreuung durch Hebammen ebenso sicher oder sicherer ist« [28].

Der zweite Vorteil von Hebammen gegenüber Ärzten als Hauptbetreuungspersonen ist eine drastische Verringerung der Raten unnötiger invasiver Interventionen. Es ist wissenschaftlich belegt, dass die hebammengeleiteten Geburten verglichen mit ärztlich geleiteten Geburten mit geringem Risiko statistisch signifikant aufweisen: weniger Amniotomien, weniger i. v. Verabreichung von Flüssigkeit bzw. Medikamenten, weniger Routine-CTG, weniger Gebrauch von Betäubungsmitteln, weniger Gebrauch von Anästhesien, Periduralanästhesie gegen Wehenschmerzen inbegriffen, weniger Einleitungen und Einsatz von Wehenmitteln, weniger Episiotomien, weniger Geburtsbeendigungen mit Zange und VE, weniger Kaiserschnitte, mehr vaginale Geburten nach vorangegangenem Kaiserschnitt [28].

Die Kostenersparnis ist der dritte Vorteil, wenn Hebammen als hauptsächliche Betreuungspersonen für die meisten Geburten eingesetzt werden. Trotz der Unterschiede von Land zu Land, sind die Gehälter von Hebammen fast immer beträchtlich geringer als Arztgehälter. Zu den größten Einsparungen führen jedoch die niedrigeren Interventionsraten beim Einsatz von Hebammen. In einer Übersichtsarbeit über die Daten von Kosteneinsparungen [28] fand eine Studie Einsparungen von US$500 bei jeder Geburt, die von einer Hebamme betreut wurde. Ein weiterer Vorteil von Hebammenbetreuung, der von Befürwortern der medikalisierten Geburt gerne herabgesetzt wird, ist die Zufriedenheit der schwangeren und gebärenden Frau mit ihrer Betreuung. Der Nachweis in der Literatur ist überwältigend: Hebammenbetreuung führt statistisch signifikant zu höherer Zufriedenheit der Frauen und ihrer Familien [28].

Da Krankenhäuser ärztliches Territorium sind und keine Frau unter Krankenhausbedingungen jemals wirklich über ihre Betreuung bestimmen konnte, ist eine weitere Strategie der Humanisierung der Geburt, die Geburt aus dem Krankenhaus heraus zu verlagern. Es hat immer Frauen gegeben und es wird sie immer und überall geben, die sich für eine geplante Hausgeburt entscheiden und eine Hebamme zur Begleitung während der Geburt brauchen. Nach Jahrzehnten der Propaganda über die Gefährlichkeit einer Geburt und die Sicherheit einer Geburt im Krankenhaus von Ärzten, die selbst Angst vor der Geburt haben und die Sicherheit eines Krankenhauses brauchen, glauben heute viele Frauen an den Mythos der Gefährlichkeit einer Hausgeburt.

Unglaublicherweise verfolgen geburtshilfliche Organisationen in einem hoch industrialisierten Land wie den USA immer noch die gleiche offizielle Politik gegen die Hausgeburt wie in 70er Jahren. Damals wurde in Analysen außerklinischer Geburten nicht zwischen geplanten Hausgeburten und ungeplanten, überstürzten außerklinischen Geburten unterschieden, und die letzteren wiesen eine hohe Mortalität auf, zurückzuführen auf in Taxis geborenen Frühchen usw. Durch die getrennte Betrachtung von geplanten Hausgeburten wurde nachgewiesen, dass die perinatale Mortalität genauso niedrig oder noch niedriger war als bei Krankenhausgeburten mit geringem Risiko. Eine umfangreiche wissenschaftliche Literatur dokumentiert dies, bezogen auf eine Begleitung der Hausgeburt durch eine Hebammen mit [21] oder ohne Krankenpflegeausbildung [22–24]. Eine im Jahr 1997 veröffentlichte Meta-Analyse über die Sicherheit von Hausgeburten beweist endgültig die Sicherheit der Hausgeburt und enthält eine ausgezeichnete Besprechung der Literatur [25].

Bei der Hausgeburt geht es also nicht etwa um die Sicherheit, sondern die Freiheit und die Unantastbarkeit der Familie. Für die mehr als 80 % Frauen, die keine ernsthaften medizinischen Komplikationen während der Schwangerschaft gehabt haben, ist eine geplante Hausgeburt eine absolut sichere Wahl. Jeder Arzt, jedes Krankenhaus und jede medizinische Organisation, die versuchen einer Frau mit geringem Risiko von einer Hausgeburt abzuraten, verweigern ihr elementare Menschenrechte, indem sie ihr die völlig unvoreingenommene Information vorenthalten. Dadurch wird die Wahlfreiheit der Frau für den Geburtsort eingeschränkt. Die Geburt eines Kindes ist eines der wichtigsten Ereignisse im Leben einer Familie und wenn die Familie sich für eine geplante Hausgeburt entscheidet, muss die Unantastbarkeit der Familie geachtet werden.

Wegen der Furcht einflößenden Propaganda über die Gefährlichkeit einer Geburt, die von vielen aus dem Berufsstand der Geburtsmediziner betrieben wird, wollen viele Frauen die Freiheit, selbst über den Geburtsprozess zu entscheiden, brauchen jedoch auch die »Sicherheit« einer Institution. Wie können Frauen heute den Ablauf der Geburt bestimmen und durch die Geburt ihre eigenen Stärke erfahren, den Beistand einer Hebamme erhalten, sich auch noch wohl fühlen und zugleich durch eine Institution geschützt sein? Indem sie sich für ein Geburtshaus entscheiden, das unabhängig (d. h. nicht Teil eines Krankenhauses) und mit Hebammen besetzt ist.

Das erste wesentliche Merkmal eines Geburtshauses ist seine völlige Unabhängigkeit vom Einfluss eines Krankenhauses. Ein Krankenhaus, das behauptet ein Geburtshaus zu haben, ist wie eine Bäckerei, die behauptet »selbstgebackenes Brot« zu verkaufen. Ein Geburtshaus zeichnet aus, dass die gebärende Frau entscheidet, was mit ihr und ihrem Kind geschieht. Das bedeutet, dass ein Geburtshaus mit Hebammen besetzt sein sollte, die nach von Hebammen erarbeiteten Richtlinien tätig sind.

Die Form der Betreuung in einem Geburtshaus unterscheidet sich völlig von der eines Krankenhauses. Im Krankenhaus hat der Arzt den entscheidenden Einfluss, im Geburtshaus die Frau. Im Krankenhaus steht Routine im Vordergrund, im Geburtshaus Individualität und Entscheidung aufgrund vollständiger Informationen.

Die Handlungsrichtlinien im Krankenhaus sind vor dem Hintergrund der Vielzahl möglicher Komplikationen entwickelt worden, während Geburtshaus-Richtlinien Normalität, Vorsorge und Beobachtung betonen. Im Krankenhaus wird der Schmerz als ein Übel betrachtet, das mit starken Medikamenten bekämpft werden muss, während man im Geburtshaus verstanden hat, dass der Wehenschmerz eine physiologische Funktion hat und mit wissenschaftlich belegten, nicht-pharmakologischen Methoden gelindert werden kann wie Bäder, Positionswechsel und Bewegung, Massage, Anwesenheit der Familie und kontinuierliche Anwesenheit derselben Betreuungsperson.

Im Krankenhaus werden bei einer Einleitung üblicherweise sehr starke, gefährliche Medikamente eingesetzt, die die Schmerzen verstärken, während im Geburtshaus die Wehen mit nicht-pharmakologischen Methoden angeregt werden, wie durch Umhergehen oder Stimulation der Brustwarzen. Im Krankenhaus ist das Personal nicht immer anwesend und wechselt alle acht Stunden, während im Geburtshaus eine Hebamme während der gesamten Geburtsdauer kontinuierlich anwesend ist. Im Krankenhaus wird das neugeborene Kind aus verschiedenen Gründen von der Mutter weggenommen, z. B. für eine Neugeborenenuntersuchung, während in einem Geburtshaus das neugeborene Kind nie von der Mutter getrennt wird.

Ist ein Geburtshaus ein sicherer Geburtsort für eine Frau, wenn sie keine Komplikationen während der Schwangerschaft hatte? Dies ist eine entscheidende Frage, denn in der Auseinandersetzung zwischen dem medikalisierten und dem humanisierten Ansatz der Schwangerenbetreuung ist das Geburtshaus eine bedeutende Bedrohung für Ärzte und Krankenhäuser sowie für die Industrie, die geburtshilfliche Technik produziert. Da die medikalisierte Geburt mit ihren kostspieligen Krankenhausaufenthalten, mit hoch bezahlten Geburtsmedizinern, die kostspielige high-tech Interventionen einsetzen, so teuer ist, müssen diese Ärzte und Krankenhäuser die Öffentlichkeit und die Verantwortlichen für die Finanzierung des Gesundheitswesens davon überzeugen, dass ihre Art die einzig sichere Art sei. Anderenfalls würden sie schnell einen großen Teil ihrer Einnahmen verlieren. Aus diesem Grund bekämpfen geburtsmedizinische Organisationen üblicherweise alle Arten von Geburten, die nicht unter ihrem direkten Einfluss stehen. Ihre erste Verteidigungsmethode gegen jede geplante außerklinische Geburt besteht darin, diese als unsicher zu bezeichnen.

Die einzige Möglichkeit festzustellen ob Geburtshäuser sicher sind, besteht darin, sich den wissenschaftlichen Nachweisen zuzuwenden. Eine sorgfältige Überprüfung der wissenschaftlichen Untersuchungen über Geburtshäuser [32] legt dar, dass in den 70er und 80er Jahren mehrere deskriptive Studien über Geburtshäuser durchgeführt wurden. Eine höchst wichtige Veröffentlichung erschien 1989 nämlich die »US National Birth Center Study« (nationale Geburtshausstudie der USA), in der 84 Geburtshäuser und 11814 Geburten einbezogen wurden [33].

Zum Thema Sicherheit wurden in dieser Studie keine Müttersterblichkeit und eine intrapartale und neonatale Mortalitätsrate von 1,3 pro 1000 Lebendgeborene festgestellt. Diese Rate ist mit der von Krankenhausgeburten mit geringem Risiko vergleichbar. Auch die Säuglingssterblichkeit und die Apgar-Werte der Geburtshäuser waren mit Krankenhausgeburten mit geringem Risiko vergleichbar. Bei sechzehn Prozent der Geburtshausgeburten wurde eine Verlegung ins Krankenhaus vorgenommen. Diese Rate von Verlegungen geplanter Geburtshausgeburten wegen Komplikationen ins Krankenhaus schneidet bei einem Vergleich mit der Anzahl geplanter Krankenhausgeburten, die aufgrund von Komplikationen vom Kreißsaal in den Operationssaal verlegt werden, besser ab. Es wurde die Analyse der Behandlungsintention angewendet, bei der alle Komplikationen, Interventionen und Ergebnisse der ins Krankenhaus verlegten Geburtshausgeburten in die Geburtshausstatistik mit einbezogen sind.

Die Sicherheit der Geburtshausgeburt wurde durch acht weitere in den 90er

Jahren durchgeführte Studien untermauert, bei denen die Ergebnisse der Geburtshausgeburten – perinatale Mortalität, neonatale Mortalität, Apgar-Werte, Raten von Geburten mit geringem Geburtsgewicht – in allen Untersuchungen genauso gut oder besser waren als die Ergebnisse der Krankenhausgeburten [32].

Zusätzlich zum Nachweis der Sicherheit von Geburtshäusern beinhalteten diese Studien weitere Daten über charakteristische Merkmale von Frauen, die sich für ein Geburtshaus entscheiden. Nach einer Geburtshausgeburt gaben 99 % an, sie würden ihren Freundinnen eine Geburtshausgeburt empfehlen und 94 % würden sich bei einer zukünftigen Geburt wieder für ein Geburtshaus entscheiden. Eine randomisierte kontrollierte Studie zeigte, dass 63 % der Geburtshaus-Frauen eine Steigerung ihres Selbstwertgefühls aufwiesen, während dies nur bei 18 % der Frauen mit einer Krankenhausgeburt der Fall war [32].

In Bezug auf die Förderung des Stillens haben Untersuchungen in den USA, Dänemark und Schweden eine signifikante Steigerung der Stillraten bei Geburtshaus-Frauen nachgewiesen.

Bei einer Auswertung der Literatur über Geburtshäuser [32] wurden einige geburtshilfliche Interventionsraten der nationalen Geburtshausstudie der USA (US National Birth Center Study) mit den Interventionsraten aller Krankenhäuser eines Bundesstaates (Illinois) verglichen. In den Geburtshäusern waren 99 % Spontangeburten, während es in den Krankenhäusern nur 55 % waren. Weniger als 4 % der Geburtshausgeburten hatten eine Einleitung oder Wehenverstärkung durch Blasensprengung und/oder Oxytozin im Gegensatz zu 40 % der Geburten im Krankenhaus. Herztonaufzeichnung mit CTG wurde routinemäßig bei 8 % der Geburtshausgeburten, aber bei 95 % der Krankenhausgeburten durchgeführt.

Eine Regional-Anästhesie oder Vollnarkose (einschließlich Peridural-Anästhesie) wurde bei 13 % der Geburtshausgeburten, aber bei 42 % der Krankenhausgeburten eingesetzt. Die Geburt wurde in weniger als 1 % der Geburtshausgeburten und bei 10 % der Krankenhausgeburten vaginal-operativ (mit Forzeps oder Vakuumextraktion) beendet. Ein Kaiserschnitt wurde in weniger als 5 % der Geburtshausgeburten, aber bei 21 % der Krankenhausgeburten durchgeführt. In Anbetracht des unterschiedlichen Ausmaßes an Interventionen ist die daraus folgende logische Frage offensichtlich nicht, ob die Geburtshausgeburt, sondern ob die Krankenhausgeburt sicher ist.

Als sich die Neuigkeiten über die Sicherheit der Geburtshäuser verbreiteten, kam es zu immer mehr Neugründungen. Innerhalb von zehn Jahren steigerte sich in Deutschland die Anzahl der Geburtshäuser von einem auf über 50. In der ersten Hälfte des vergangenen Jahrhunderts wurde in Japan ein beträchtlicher Anteil der Schwangerenversorgung durch ein Netzwerk von Hebammen-Entbindungsheimen geleistet, die aber aufgrund des ausgeübten Drucks der US-amerikanischen Militär-Ärzte und Krankenschwestern auf die Japaner während der amerikanischen Besatzung geschlossen wurden. Inzwischen kann jedoch ein Wiederaufleben der Entbindungsheime in Japan beobachtet werden.

Eine weitere Strategie zur Humanisierung der Geburt strebt die Integration der klinischen und außerklinischen Betreuungssysteme sowie der Betreuungspersonen an. Dies wurde mit traditionellen Hebammen vor Ort in enger Zusammenarbeit mit Krankenhausärzten in Fortaleza in Brasilien mit hervorragenden Ergebnissen verwirklicht [26]. Dieses vorbildliche Projekt, das weltweit Anerkennung gefunden hatte, konnte leider nach dem Tod des Begründers, eines phantastischen Geburtshelfers, nicht fortgesetzt werden. Ergebnisse wie z. B. aus Australien zeigen, dass bei einer engen Zusammenarbeit von Hausgeburtshebammen und Krankenhausärzten vor Ort weniger Säuglinge sterben und zudem alle voneinander lernen.

Geburt ist politisch. Politisch aktiv zu sein ist für Befürworter der humanisierten Geburt deshalb eine unverzichtbare Strategie. Politiker und staatliche Behörden treffen entscheidende Beschlüsse über das Betreuungssystem vor und während der Geburt, und ihr Informationsstand über die Humanisierung der Geburt und ihr Engagement dafür sind unentbehrlich. Befürworter der humanisierten Geburt müssen Politiker und Beamte vor den Schauergeschichten der etwas reaktionäreren Elemente des medizinischen und pflegerischen Establishments warnen. Diese stellen die Sicherheit in den Vordergrund und behaupten ohne den geringsten wissenschaftlichen Nachweis, die humanisierte Geburt sei gefährlich, Hebammen seien weniger sicher als Ärzte und die außerklinische Geburt sei weniger sicher als die klinische Geburt.

Eine weitere verbreitete Panik-Methode mancher Geburtsmediziner besteht darin zu behaupten, jede ins Krankenhaus verlegte außerklinische Geburt sei ein Problemfall. Die Antwort auf diese Kritik ist »selbstverständlich«. Eine kompetente außerklinische Hebamme wird nämlich nur die wenigen Fälle mit einer ernsthaften Komplikation verlegen, bei denen eine operative Intervention erforderlich ist, die im Hause nicht zur Verfügung steht. Für die Geburtsmediziner, die nie eine Hausgeburt erfahren haben (zumeist sind dies fast alle Geburtsmediziner) sind diese verlegten außerklinischen Geburten mit Komplikationen die einzige Erfahrung, die sie mit außerklinischen Geburten haben und sie nehmen irrigerweise an diese Fälle seien repräsentativ für alle außerklinischen Geburten. Darum brauchen Ärzte Erfahrung aus erster Hand mit außerklinischen Geburten.

Diese Taktik des Panikmachens ist motiviert durch den Versuch einiger Ärzte (und manchmal Krankenschwestern), das Betreuungssystem vor und während der Geburt als ihr Territorium zu verteidigen. Häufig versuchen Ärzte die Gesetzgeber mit einer technischen Sprache so zu überrumpeln, dass der Eindruck entsteht, nur Ärzte könnten dies verstehen, und dem Zuhörer nichts anderes mehr übrig bleibt als »Vertrauen in den Arzt« zu haben. Politiker und Beamte sollten dazu veranlasst werden, diejenigen, die diese Schreckensbehauptungen aufstellen, nach den wissenschaftlichen Belegen für ihre Behauptungen zu fragen. Es könnte auch erhellend für die Gesetzgeber sein, diejenigen, die diese Panikstimmung verbreiten, zu fragen, wie viele außerklinische Geburten sie miterlebt haben.

Schlussfolgerung

Die letztendliche Lösung besteht darin, neue soziale und politische Formen für den Ärztestand und das medizinische Betreuungssystem zu entwickeln. Es gibt Geburtsmediziner, die sich an dem Bemühen beteiligen, diese neuen Formen für ihren Berufstand zu finden. Die Schwangerenbetreuung braucht eine grundsätzliche Wende in eine Richtung, die die Natur respektiert und mit ihr arbeitet wie auch mit der Frau und ihrer Familie, indem sie die Kontrolle über die medizinische Versorgung den Menschen überlässt, anstatt sich weiter von der Physiologie und vom sozialen und kulturellen Umfeld zu entfernen. Diejenigen, die Angst vor dem Chaos haben, sollten an Churchills Warnung denken: Demokratie ist die schlechteste Regierungsform, solange man nicht die Alternativen betrachtet.

Diese Wende hat dort begonnen, wo örtliche Komitees die Entscheidungen über Gesundheitspolitik und Prioritäten treffen – postmoderne Schwangerenbetreuung. Alles um Schwangerschaft und Geburt ist eine in hohem Maße kulturell bedingte Angelegenheit – wie diese von der Gesellschaft wahrgenommen wird, wie Frauen die Geburtsschmerzen aushalten, wie die Geburt von den Betreuungspersonen »geführt« wird. Kontrolle und Einfluss vor Ort führen zu einer Stärkung der Frauen, was dann wiederum eine Stärkung der Familie und der Gesellschaft zur Folge hat – Frauen müssen ihre Kinder in heimischen Gefilden zur Welt bringen. Die Menschen sind eine sehr lange Zeit in dem physiologischen, sozialen und kulturellen Ur-Meer geschwommen, sie sehen das Wasser, wissen wo die Haie sind und sind sehr geschickt darin, schließlich ihren Weg zu finden, um die humanisierte Geburt wieder zu gewinnen.

Literatur

[1.] World Health Organization. Having a baby in Europe. European Regional Office, 1985.

[2.] Wagner M. Public health aspects of infant death in industrialized countries: the sudden emergence of sudden infant death. Ann Nestle 1992;50:2.

[3.] Hall M, Bewley S. Maternal mortality and mode of delivery. Lancet 1999;354:776.

[4.] McCarthy B. US maternal maternal death rates are on the rise. Lancet 1996;348:394.

[5.]   World Health Organization. WHO revised eastimates of maternal mortality: a new approach by WHO and UNICEF. Report no. WHO/FRH/MSM/96.11. Geneva: WHO, 1996.

[6.]   Notzon F. International differences in the use of obstetric interventions. J Am Med Assoc 1990;263:3286–3291.

[7.]   Lomas J, Enkin M. Variations in operative delivery rates. In: Chalmers I, Enkin M, Keirse M, editors. Effective Care in Pregnancy and Childbirth. Oxford: Oxford University Press, 1989.

[8.]   Wagner M. Misoprostol (cytotec) for labor induction: a cautionary tale, Midwifery Today 1999; Spring.

[9.]   Hofmeyr GJ. Misoprostol administered vaginally for cervical ripening and labor induction with a viable fetus, The Cochrane Library 1999;2.

[10.]   Plaut M, Schwartz M, Lubarsky S. Uterine rupture associated with the use of misoprostol in the gravid patient with a previous cesarean section. Am J Obstet Gynecol 1999;180:1535–1540.

[11.]   Blanchette H, Nayak S, Erasmus S. Comparison of the safety and efficacy of intravaginal misoprostol with those of dinoprostone for cervical ripening and induction of labor in a community hospital. Am J Obstet Gynecol 1999;180:1543–1550.

[12.]   Sachs B, Castro M, Frigoletto F. The risks of lowering the cesarean-delivery rate. New Engl J Med 1999; 340:54–57.

[13.]   Wagner M. The public health versus clinical approaches to maternity services: the emperor has no clothes. J Public Health Policy 1998;19:25–35.

[14.]   Bruner J et al. All-fours maneuver for reducing shoulder dystocia during labor. J Reprod Med 1998;43:439–443.

[15.]   Chauhan S, Roach H et al. Cesarean section for suspected fetal distress: does the decision-incision time make a difference? J Reprod Med 1997;42:347–352.

[16.]   Olatunbosun O, Edouard L, Pierson R. British physician's attitudes to evidence based obstetric practice. Br Med J 1998;316:365.

[17.]   Brown S, Grimes D. A meta-analysis of nurse practitioners and nurse midwives in primary care. Nurs Res 1995;44:332–339.

[18.]   Hundley V, Cruickshank R, Lanf G, Glazener C et al. Midwifery managed delivery unit: a randomized controlled comparison with consultant led care. Br Med J 1994;309:1401–1404.

[19.]   Turnbull D, Holmes A, Shields N, Cheyne H et al. Randomized, controlled trial of efficacy of midwife-managed care. Lancet 1996;348:213–218.

[20.]   MacDorman M, Singh G. Midwifery care, social and medical risk factors, and birth outcomes in the USA. J Epidemiol Commun Health 1998;52:310–317.

[21.]   Murphy P, Fullerton J. Outcomes of intended home births in nurse-midwifery practice: a prospective descriptive study. Obstet Gynecol 998;92:461–470.

[22.]   Durand AM. The safety of home birth: the farm study. Am J Public Health 1992;82:450–453.

[23.]   Schramm W et al. Neonatal mortality in Missouri home births. Am J Public Health 1987;77:930–935.

[24.]   Hinds M et al. Neonatal outcome in planned v. unplanned out-of-hospital births in Kentucky. J Am Med Assoc 1985;253:1578–1582.

[25.]   Olsen O. Meta-analysis of the safety of home birth. Birth 1997;24:4–16.

[26.]   Wagner M. Pursuing the birth machine: the search for appropriate birth technology. Sydney: ACE Graphics, 1994.

[27.]   Wagner M. Choosing caesarean section. Lancet 2000;356:1677–1680.

[28.]   Wagner M. Midwifery in the industrialized world. J Soc Obstet Gynecol Can 1998;20:1225–1234.

[29.]   Rattner D. Sobre a hipótese de estabilizacão das taxas de cesárea do Estado de São Paulo, Brasil. Rev Suade Puplica 1996;30:19–33.

[30.] Secretariat of Health, Sao Paulo State, Brazil, 1999.

[31.] FIGO Committee for the Ethical Aspekts of Human Reproduction and Women's Health. Ethical aspects regarding cesarean delivery for non-medical reasons. Int J Gynecol Obstet 1999;64:317–322.

[32.] Stephenson P, Ford Z, Schaps M. Alternative birth centers in Illinois: a resource guide for policy makers. University of Illifinois at Chicago Center for Research on Women and Gender, and the Health and Medicine Policy and Research Group, 1995.

[33.] Rooks J et al. The National Birth Center Study. New Engl J Med 1989;321:1804–1811.

Ingrid Schneider

Gesundheit und Selbstbestimmung aus frauenpolitischer Perspektive

Wem fiele beim Stichwort »Selbstbestimmungsrecht von Frauen« nicht die Auseinandersetzung um den §218 des Strafgesetzbuches in den 70er Jahren ein, die ein wesentliches Moment für das Entstehen einer neuen Frauenbewegung in der Bundesrepublik bildete? Die klassischen Slogans »Mein Bauch gehört mir« und »Ob Kinder oder keine, entscheiden wir alleine« brachten die Forderungen auf den Punkt, sie wurden auf der Straße skandiert und bis ins Parlament getragen. Im Laufe dieser Auseinandersetzung entwickelte sich eine Frauengesundheitsbewegung, welche fraglose Selbstverständlichkeiten im medizinischen Umgang mit Frauen thematisierte, die Medikalisierung des Frauenkörpers anprangerte und alternative, schonendere Verfahren und vor allem einen anderen sozialen Umgang mit Gesundheit, Krankheit und dem eigenen Körper einforderte.

Ich will hier einige Facetten dieser Frauengesundheitsbewegung beleuchten und Veränderungen in den Definitionen von Selbstbestimmung, Gesundheit und Körper sowohl von den Begriffen her verfolgen, wie auch anhand einzelner Praxisbeispiele verdeutlichen. Meine These ist, dass sowohl die Körperbilder wie auch die Verfügungsverhältnisse über den eigenen Körper von wesentlichen Transformationen geprägt sind.

Selbstbestimmung als Abwehr von Fremdbestimmung

Die Forderung, über das Austragen eines Kindes oder das Beenden der Schwangerschaft selbständig und alleine die Entscheidung zu treffen, formulierte Selbstbestimmung vor allem als Abwehrrecht. Es fasste sie als *Abwehr von Fremdbestimmung*, sei es in Gestalt des konkreten Mannes, oder institutionell, von Seiten des Staates oder der Kirche. Selbstbestimmung bedeutet in dieser Dimension, die biologische Gebärfähigkeit einer Frau nicht zu einer sozialen Pflicht zum Austragen einer Schwangerschaft zu machen, wenn diese ungewollt ist. Um es pointiert auszudrücken: Die Abwehr und Ablehnung eines Gebärzwanges bildete das leitende Motiv für die Forderung nach uneingeschränktem Zugang zu Verhütungsmitteln und nach der Freigabe des Schwangerschaftsabbruchs. De jure ist letzterer Anspruch noch immer nicht anerkannt, doch wird in der Neuregelung des §218 von 1995 und der ihr vorausgegangenen Bundesverfassungsgerichts-Entscheidung von 1993 der Frau zumindest ein »Letztentscheidungsrecht« zuerkannt. Sie folgte der Maßgabe, dass der Embryo nicht ohne bzw. gegen die Frau zu schützen ist und es sich beim Schwangerschaftskonflikt um eine singuläre Situation handelt, die von der Besonderheit einer Schwangerschaft als einzigartige Abhängigkeitskonstellation des Embryos von der Frau, die durch niemand anderen zu ersetzen ist (»Zweiheit in Einheit«), geprägt ist. In der Auseinandersetzung um den §218 wurde die Definition einer Schwangerschaft als »biologisches Schicksal« einer Frau, ja als schiere biologische Tatsache zurückgewiesen und auf ihren sozialen Charakter aufmerksam gemacht: Schwangerschaft wurde definiert als soziales Beziehungsgeschehen (vgl. Sadrozinski 1988; Petchesky 1990). Daraus resultierte die Überzeugung, die Frau selbst müsse entscheiden, ob sie die Beziehung zu dem in ihr heranwachsenden Ungeborenen eingehen will oder nicht. Zweifelsohne bedeutet eine solche Sichtweise eine Privilegierung der Entscheidungsmacht der Frau, die jedoch durch die spezifische leibliche Verbundenheit gerechtfertigt ist – denn schließlich können nur Frauen in ihren Körpern andere Menschen hervorbringen (vgl. Braun 2001; Koch 2001).

Gerade diese leibliche Dimension des Entstehens eines neuen Menschen wurde von der Frauenbewegung hervorgehoben, gegenüber Sichtweisen und Definitionen, die den Embryo als eigenständiges Rechtssubjekt konstituieren und somit der Frau gegenübersetzen und konträre Interessen zu ihr konstruieren (vgl. Duden 1991; Schneider 1995: 203 f). Im Namen des Embryos könnten patriarchale Instanzen Macht über die Frau ausüben und sie in ihrer Handlungs- und Entscheidungsfreiheit und in ihrer körperlichen Selbstbestimmung einengen. Das Potential, als Mensch geboren zu werden, kann sich jedoch nur realisieren, wenn eine Frau bereit ist, es in und mit ihrem Leib zu vollziehen. D. h. die Existenzweise und der Status des Embryos wird *relational*, an ein Interaktionsgeschehen, an eine Beziehung gebunden, nicht *essentialisierend* an die isolierte Existenz des Embryos.

Der Status des Embryos ist nicht aus der Biologie ableitbar. Schwangerschaft ist kein (rein) biologischer Prozess, sondern ein Beziehungsgeschehen: Ihr Gelingen hängt unter anderem davon ab, ob eine Frau bereit ist, den Embryo anzunehmen und eine soziale Fürsorgebeziehung zu ihm einzugehen (vgl. Graumann 2001a). Aus der naturwissenschaftlichen Potentialität kann weder eine Austragungspflicht abgeleitet werden noch etwa eine Pflicht zur Implantation eines IVF-Embryos.

Diese Sichtweise bedeutet auch heute noch eine Herausforderung. In der

Debatte um In–vitro-Embryonen, die bei der Reagenzglasbefruchtung erzeugt wurden, hat der Streit um den moralischen und rechtlichen Status des Embryos im Jahr 2001 monatelang die Feuilletonseiten gefüllt (vgl. Graumann 2001; Geyer 2001; BMG 2001; Mildenberger 2002). Festzuhalten bleibt daher, dass die Kontroversen außerhalb der feministischen Diskussion von einer stark embryozentrierten Sichtweise bestimmt waren und die Beziehungsaspekte oder gar die Frau selbst nur noch als fötales Umfeld bewertet oder nahezu gänzlich zum Verschwinden gebracht wurden.

Selbstbestimmung als soziales Anspruchsrecht

Für die Debatte um den Schwangerschaftsabbruch war neben der *negativen* Dimension der Abwehr eine weitere Dimension des Selbstbestimmungsbegriffs relevant, nämlich die *positive* Dimension der sozialen Anspruchsrechte. Damit Frauen entscheiden können, ob sie Kinder haben wollen oder nicht, sei es nämlich nötig, die *sozialen Verhältnisse* zu transformieren: Die Arbeitsteilung zwischen den Geschlechtern wäre ebenso zu verändern – insbesondere durch die Übernahme von Haus- und Erziehungsarbeit durch Männer – wie die Arbeitswelt, um ein Vereinbaren von Elternschaft mit Berufstätigkeit für Frauen *und* Männer zu ermöglichen. Dazu zählt außerdem die Kinderbetreuung durch die Gesellschaft, in Form eines guten, altersgerechten und umfassenden Angebots. Bezüglich dieser Forderungen hat sich noch nicht allzuviel in unserer Gesellschaft bewegt. Zwar wurde 1995 mit der Reform des §218 StGB auch der Rechtsanspruch auf einen Kindergartenplatz gesetzlich festgeschrieben, dieser gilt aber erst ab dem dritten Lebensjahr. Gerade in vielen ländlichen Regionen sind Kinder nur für wenige Stunden am Vormittag im Kindergarten versorgt, was es kaum ermöglicht, einer anspruchsvolleren Arbeit nachzugehen. Massive Unterversorgung ist weiterhin für Kinder unter drei Jahren und ab 6 Jahren zu konstatieren, Krippenplätze, Ganztagsschulen, Mittagstisch und Hortplätze sind rar, ebenso wie gut bezahlte Teilzeitstellen für Frauen und Männer. Und noch immer sind von denen, die den heute »Elternzeit« genannten »Erziehungsurlaub« in Anspruch nehmen, weniger als 2 % Männer, zu 98 % verbringen Frauen die wichtigen ersten Jahre mit ihrem Kind.

Möglicherweise ist die frühere Norm der Frau als Hausfrau und Mutter heute aber durch eine andere Norm ersetzt worden, die der »Superwoman«, die Kinder und Karriere, ein aufregendes Sexualleben und soziales Engagement unter einen Hut bringt. Weil dies in der Realität schwer zu bewerkstelligen ist, ist es kein Wunder, dass junge Frauen ihren Kinderwunsch immer weiter nach hinten schieben – was, wie inzwischen bekannt ist, die Nachfrage nach reproduktionstechnologischen Behandlungen in die Höhe treibt, denn nach dem 30. Lebensjahr nimmt die Fruchtbarkeit ab (vgl. BMG 2001; REM 2002).

Kinder sind das soziale und biografische Risiko einer Frau geblieben, sie können Frauen aus dem Beruf drängen und sogar in die Armut stoßen (vgl. Schindele 2001). Dies gilt vor allem dann, wenn Frauen ihre Kinder alleine aufziehen, was immerhin laut Statistik ein Drittel aller Mütter in diesem Lande inzwischen tun. Vielleicht ist es unter solchen Verhältnissen kein Wunder, dass ein Drittel aller Frauen inzwischen auf Kinder verzichtet, bei Frauen mit Hochschulabschluss ist es sogar fast jede zweite (BZgA 2000: 11). Diese Abstimmung mit den Füßen – oder sollten wir formulieren, mit der Gebärmutter? – bedeutet tatsächlich, dass andere Lebensentwürfe für Frauen heute offenstehen, dass ein Kind heute gewiss kein Muss mehr ist, dass die Norm der »eigentlichen Erfüllung der Frau« durch die Mutterschaft zumindest nicht mehr in früherem Maße gilt. Als Single oder ohne Kinder zu leben, sei es in einer gleich- oder gegengeschlechtlichen Partnerschaft, ist heute weithin akzeptiert. Gerade unter flexiblen Arbeitsverhältnissen sind Singles eine von der Arbeitswelt gerne gesehene Lebensform: allzeit bereit, Überstunden zu übernehmen oder auch, des Berufs wegen jederzeit die Stadt zu wechseln.

Und weil die sozial-utopische Dimension des Selbstbestimmungsrechts – die des *empowerments*, der sozialen Gestaltung der Lebensverhältnisse – noch zu wenig vorangekommen ist, bleiben Frauen bisweilen eben auch mehr oder weniger unfreiwillig Singles. Oder sie üben den Seiltanz zwischen Kindern und Beruf, der sich oft genug als Hochseilakt ohne Sicherheitsnetz gestaltet.

Zusammengefasst lässt sich in Bezug auf das Selbstbestimmungsrecht als *Abwehrrecht* formulieren, dass dieses inzwischen gesellschaftlich zumindest in Bezug auf das Entscheidungsrecht über einen Schwangerschaftsabbruch verankert zu sein scheint. Selbstbestimmung als soziales *Anspruchsrecht* auf Schaffung frauen- und familienfreundlicher Lebensbedingungen ist bisher allerdings noch zu wenig eingelöst. Wir dürfen gespannt darauf sein, was von den derzeitigen familienpolitischen Versprechen aller Parteien nach dem Wahltag übrig bleibt.

Selbstbestimmung als individuelles Verfügungsrecht über den eigenen Körper

Eine dritte Dimension des Selbstbestimmungsbegriffs verweist auf die Frage des *individuellen Verfügungsrechts* über den eigenen Körper. Hier scheint sich seit den vergangenen beiden Jahrzehnten eine tiefgreifende Transformation zu vollziehen: Während der Akzent noch in den 70er Jahren auf der Aussage lag,

»Mein Körper gehört *mir*« – (und nicht Anderen), wird heute betont, »mein Körper *gehört* mir«. Damit wird ein individuelles Besitzrecht, ja zuweilen sogar Eigentumsverhältnisse am eigenen Körper reklamiert, welche auch den Anspruch auf Selbstschädigung miteinschließen können (vgl. Schneider 2002c; Petchesky 1995).

Der Anspruch, »ich mache mit meinem Körper, was ich möchte«, ist sicherlich eher unproblematisch, wenn es beispielsweise um Körperpraktiken des Tattooings oder Piercings geht, die zwar u. U. lebenslang Spuren in die Haut eines Individuums eingraben, aber doch vorwiegend eine Frage der Ästhetik, des Selbstausdrucks und der sozialen Verortung sind und bleiben (vgl. Benthien 1999).

Komplizierter wird es, wenn das Selbstbestimmungsrecht reklamiert wird, um beispielsweise die Mutterschaft nach den Wechseljahren mit Hilfe der Eizellspende einer anderen Frau zu realisieren, oder um den Verkauf von Eizellen gegen Geld oder die so genannte Leihmutterschaft, das Austragen eines Kindes gegen Gebühr für ein anderes Paar, zu rechtfertigen. Auf diese Aspekte werde ich später zurückkommen und dabei insbesondere ein neues Verhältnis zwischen Ärztin/Arzt und Patientin sowie neue soziale Verpflichtungsverhältnisse problematisieren.

Gesundheit: Von der Abwesenheit von Krankheit hin zum »völligen Wohlbefinden«

Zunächst will ich mich jedoch verschiedenen *Gesundheitsbegriffen* widmen. Auch hier vollzieht sich m. E. eine Transformation, und zwar von einem defektorientierten hin zu einem umfassenden Gesundheitsbegriff, der aber in seiner Totalisierungstendenz auch gefährliche Züge tragen kann.

Gesundheit wurde – und wird – in der Medizin in erster Linie als Abwesenheit von Krankheit gefasst. Dieser Begriff muss sich nachsagen lassen, dass er defizienzorientiert ist, dass er eine Suche nach der Abweichung von der Norm als Maxime ärztlichen Handelns begünstigt, und lediglich eine negative, keine positive Dimension von Gesundheit enthält.

Eine wesentlich umfassendere Definition hat die Weltgesundheitsorganisation WHO bereits 1946 vorgestellt. In der weiterhin gültigen Präambel ihrer Satzung, die 1946 durch eine Internationale Gesundheitskonferenz angenommen wurde und am 7. April 1948 in Kraft trat, heißt es:

> »Gesundheit ist ein Zustand völligen physischen, geistigen und sozialen Wohlbefindens und nicht lediglich die Abwesenheit von Krankheit und Gebrechlichkeit. Der Genuß des höchsten erreichbaren Niveaus von Gesundheit ist eines der fundamentalen

Rechte jedes Menschen, ohne Unterschied von Rasse, Religion, politischer Überzeugung, ökonomischer und sozialer Stellung.«[1]

Frauen könnten reklamieren, dass die Gleichheit der Geschlechter hier »vergessen« wurde – und dies ist sicherlich ein Manko. Ich möchte auf einige Vorzüge wie auch Probleme dieser Definition aufmerksam machen.

Gesundheit als Weltsozialpolitik

Der Vorteil dieses Gesundheitsbegriffs ist sein breiter, idealistischer, ja geradezu utopischer Charakter. Gesundheit wird darin als *Menschenrecht* formuliert, was einen Anspruch an den Staat impliziert, soziale Bedingungen zu bieten, um dieses Recht zu verwirklichen. Nicht von ungefähr lautete die 1977 begonnene internationale WHO-Kampagne, die sich auf diesen Gesundheitsbegriff stützte, »Gesundheit für alle bis zum Jahr 2000«.[2] Damit im Zusammenhang standen Hoffnungen, für alle Menschen auf der Welt guten Zugang zu den Gesundheitssystemen zu schaffen, und diese so auszustatten, dass jede und jeder versorgt werden kann. Vor allem aber lag in dieser Definition ein Aufruf zu einer »Weltsozialpolitik«: Sie richtete sich darauf, »gesunde« Arbeitsverhältnisse zu schaffen, es ging um die Erhaltung der natürlichen Umwelt, um gesundes Essen, klares Wasser und saubere Luft, den Abbau von Lärm, Chemikalien, radioaktiver Belastung. Für Frauengesundheit verhießen die konstruktiven Implikationen dieses Gesundheitsbegriffs, dass patriarchale Machtverhältnisse abgebaut werden müssten, und Frauen gleichen Zugang zu einem – unter Umständen ge-

---

1 www.who.int/m/topicgroups/who_organization/en/index/html (24.6.2002).
2 Den Grundstein für eine globale Gesundheitsstrategie legte die 30. Weltgesundheitsversammlung im Mai 1977 mit der Resolution WHO 30.43, in der es heißt, dass »das wichtigste soziale Ziel der Regierungen und der WHO in den kommenden Jahrzehnten sein sollte, dass alle Bürgerinnen und Bürger der Welt bis zum Jahr 2000 ein gesundheitliches Niveau erreicht haben, das es ihnen erlaubt, ein gesellschaftlich und wirtschaftlich produktives Leben zu führen«. Im Hinblick auf dieses Ziel einigten sich die Mitgliedstaaten der Weltgesundheitsorganisation in der Europäischen Region (WHO-Euro) 1984 durch Verabschiedung der Strategie »Gesundheit für alle« erstmalig auf eine gemeinsame Gesundheitspolitik mit einer Reihe von Zielvorgaben bis zum Jahr 2000.
Die Mitgliedstaaten definierten unter den insgesamt 38 Zielen dieser Strategie auch sieben Ziele zum umweltbezogenen Gesundheitsschutz, die sowohl die direkten Auswirkungen von Umweltfaktoren (z.B. physikalische, chemische oder biologische Noxen) als auch die indirekten Auswirkungen psychosozialer Faktoren auf Gesundheit und Wohlergehen, u.a. Wohnverhältnisse und Stadtentwicklung betreffen. Inzwischen orientiert sich die WHO auch am Leitbild der »nachhaltigen Entwicklung«, das bei der Konferenz der Vereinten Nationen über Umwelt und Entwicklung (UNCED), die 1992 in Rio de Janeiro stattfand, geprägt wurde. Das dort verabschiedete Aktionsprogramm »Agenda 21« verlangt einen Wertewandel, um die Lebensqualität und Gesundheit sowie die Chancen zukünftiger Generationen nicht weiter zu beeinträchtigen. (http://www.uminfo.de/apug/WEG.HTM, last access 24.6.2002)

schlechterdifferenten – bedarfsgerechten Gesundheitssystem erhalten müssten, welches ihren Interessen angepasst werden sollte.

Bei der internationalen Gesundheitskonferenz 1986 wurde die Ottawa Charta zur Gesundheitsförderung verabschiedet. Gesundheitspolitik soll demnach über ein doppeltes Konzept der Gesundheitsförderung und der -versorgung erfolgen. Dies soll sowohl über die Stärkung der individuellen Ressourcen wie auch über die Änderung struktureller Verhältnisse geschehen (vgl. WHO 1986). Diese Bekenntnisse zu Chancengleichheit, Menschenrechten und primärer Gesundheitsversorgung wurden auf der Wiener Konferenz zur Gesundheit von Frauen 1994 im Hinblick auf die Geschlechterverhältnisse konkretisiert. Dabei wurde das Gesundheitswesen als Ansatzpunkt zur Aufhebung der Ungleichheit zwischen den Geschlechtern genannt. »Reproduktiven Gesundheitsrechten« wurde – wie bereits auf der Weltbevölkerungskonferenz 1994 in Kairo – der Status von Grundrechten zuerkannt. »Das Recht der Frau, ihre Sexualität und Fruchtbarkeit selbst zu definieren, muss anerkannt werden.« (WHO 1994) Damit sind sowohl der Zugang zu Verhütungs- und Abbruchmöglichkeiten wie die Abwehr von bevölkerungspolitischen Maßnahmen, die gegen den Willen der Frau durchgeführt werden, angesprochen. Gleichzeitig soll mittels dieses Konzeptes die sexuelle Orientierung als eine selbstbestimmte Wahlmöglichkeit geschützt werden.

Die sozialpolitische Schlagkraft des WHO-Konzepts ist auch in dem jüngsten Rahmenkonzept der WHO – »Gesundheit für alle« von 1999 noch spürbar. Darin heißt es:

»Ein wichtiges Hindernis für die Erreichung des Ziels der »Gesundheit für alle« ist die Ungleichheit, die nicht nur zwischen Frauen und Männern, sondern auch zwischen Frauen in verschiedenen Teilen der Europäischen Region sowie zwischen verschiedenen gesellschaftlichen Schichten und ethnischen Gruppen besteht. Männer und Frauen sind zwar gleichermaßen von den herrschenden Bedingungen betroffen, aber diese Bedingungen wirken sich unterschiedlich aus. Armut und wirtschaftliche Abhängigkeit, Gewalt, negative Einstellungen und andere Formen der Diskrimininierung, begrenzter Einfluss auf das eigene Sexualleben und auf die Entscheidung, wie viele Kinder man haben will, sowie keine Beteiligung an Entscheidungen – all dies sind Faktoren, die sich negativ auf die Gesundheit von Frauen auswirken.« (WHO 1999: 119)

Das heißt, soziale Partizipation von Frauen, *empowerment* und Umgestaltung der sozialen Verhältnisse werden hier als Mittel zum Erreichen von »mehr Gesundheit« verstanden und dafür in Anspruch genommen. Die Strategievorschläge beziehen sich demzufolge auch vor allem auf die »Prävention von Krankheiten und frühzeitigem Tod« (WHO 1999: 121). Hierfür werden sowohl individuelle Indikatoren identi- fiziert – als Risikofaktoren werden Rauchen, Alkoholmissbrauch, ungesunde Ernährung, Mangel an körperlicher Bewegung und Stress genannt. Auf der anderen Seite wird die »Gewährleistung sicherer

Arbeitsplätze« angesprochen und dass »das Leben in schlechten Wohnverhält-
nissen« eine gesundheitsfördernde Lebensweise »unmöglich« (WHO 1999: 120)
mache. Meines Erachtens bildet dieser *sozialpolitische Impetus* von *Gesundheitsförderung* (Salutogenese) ein wichtiges Moment gegen die Verengung des
Blicks auf das »rein Medizinische«.

Ich sehe aber auch die Kehrseite dieses umfassenden Gesundheitsbegriffs und
will einige Problempunkte benennen: Nach der WHO-Definition ist wohl kaum
jemand je als gesund zu bezeichnen – wer wohl hätte in diesem Moment gerade
einen Zustand »völligen physischen, geistigen und sozialen Wohlbefindens«
erreicht?

Die Optimierung von Körper und Gesundheit als neue soziale Norm

Statt des alten *Dualismus von Gesundheit und Krankheit* wird Gesundheit nun
auf einer nach oben offenen *Skala* aufgetragen Die *Optimierung von Gesundheit*
wird zur neuen Leitlinie, sowohl individuell, als auch auf die Bevölkerung bezogen.

Gesundheit kann so aber auch zu einer *neuen sozialen Norm* werden. Dafür
erscheint mir, ein kurzer historischer Rückblick hilfreich:

Elisabeth Beck-Gernsheim verweist darauf, dass der Sinnhorizont von
Menschen in früheren, vorindustriellen Zeiten stark religiös bestimmt war: Die
Religion verhieß ein Leben nach dem Tod und Erlösung von Leiden. Krankheit
und Leiden waren zweifelsohne auch damals bedrückend, doch wurde ihnen
»ein Sinn beigemessen, sie waren Teil des ewigen Kosmos, eine von den Menschen zugewiesene Aufgabe, um ihn zu Reinigung, Läuterung, Besinnung zu
führen. In allen Philosophien und Weltreligionen findet sich diese Vorstellung
eines höheren Sinnes« (1994: 318–319). Im Zuge von Säkularisierungsprozessen
sei dieser Glaube an Gott, Ewigkeit und Erlösung zerbrochen: »Wo der Glaube an
ein Jenseits sich auflöst, gewinnt Gesundheit neue Bedeutung, erhöht ihren
Wert, wird zur irdischen Heilserwartung gewendet.« (ibid: 319) Was vom Jenseits nicht mehr erwartet werden konnte, werde nun aufs Diesseits projiziert:
Freiheit von Beeinträchtigungen und Sorgen, von Krankheit und Leid, ›letztlich
also Glückseligkeit und Unsterblichkeit‹. Der Körper und alles, was mit ihm
zusammenhängt, erfährt eine enorme Aufwertung. Denn der gute Gesundheitszustand, das einwandfreie Funktionieren des Körpers ist nunmehr, die alleinige und ausschließliche Garantie für unser Leben und zwar für unser *ganzes*
Leben. Welkt er dahin, so welkt heute automatisch auch unser Leben dahin.
›Gesundheit gewinnt derart gleichsam transzendentale Bedeutung: ohne Ge-

sundheit ist alles andere nichts.‹ Pointiert formuliert: Das Heil ist entthront worden, an seine Stelle ist die Heilung getreten.

Gesundheit als Heilserwartung der säkularisierten Moderne und Gesundheit als Leistungszwang, um in der individualisierten Marktgesellschaft sich behaupten zu können – das sind zwei wichtige Triebfedern, die den kulturellen Aufstieg des Projektes ›Gesundheit‹ erklären. (ibid: 319)

Im Zuge von Individualisierungsprozessen wird der Körper zum »Projekt« (Shilling 1993), an das sich Individualität und Selbstexpressivität knüpfen.

An diese Heilsverheißungen von Gesundheit docken viele der neuen Technologien an. Die Stammzellenforschung beispielsweise lockt mit Jungbrunnenträumen, mit der Überwindung von Gebrechlichkeit, Alter und Tod durch die Transplantation von jungen, embryonalen Zellen, die als »unsterblich« und unendlich vermehrbar charakterisiert werden und ein universelles Einsatzgebiet versprechen (vgl. Schneider 2001b).

Das gesellschaftliche Leitbild, ›jung, gesund und schön‹ zu sein und es zu bleiben, wird bei Frauen in besonderer Weise aktiviert, weil sie als »das schöne Geschlecht« gelten und stärker noch als Männer auf ihren Körper festgelegt werden (vgl. Trapp 2001). Die Hormongabe an Frauen nach den Wechseljahren etwa lässt sich als ein Versuch betrachten, die Jugend zu verlängern, der Gebrechlichkeit zu entgehen – und das »Anti-Aging« schafft gleichzeitig ein enormes pharmazeutisches Marktsegment.

Der Erfolg von Zeitschriften wie »fit for fun« – oder auch »Men's Health« zeigen, wie Gesundheit zu einer *Selbstverpflichtung* werden kann: Die Disziplinierung des Körpers durch Sport, Fitness-Studios, Bodybuilding, Kosmetik und spezielle Diäten (vgl. Jäger 2002) – die Frauenzeitschriften und der Wellnessmarkt schlagen ihr Kapital daraus – ist Teil eines umfassenderen Projektes: Gesundheit, ihre Herstellung und Optimierung wird zu einer permanenten Selbstaufgabe, der mann und frau mit Geld, Zeit und Elan nachgehen soll. Wer sich nicht präventiv verhält, wer seiner Gesundheit nicht durch einen entsprechenden Lebensstil frönt, hat auf der anderen Seite *individuelle Verantwortung* dafür zu übernehmen: Krankheit gerät zu einer neuen Form von Schuld, zu einer *sozialen Abweichung*, die individuell durch entsprechend gesundheitsbewusstes Verhalten hätte vermieden, gar *verhindert* werden können.

Um es mit dem französischen Philosophen Michel Foucault (1983; 1993) zu fassen: Gesundheit wird hier zum Dispositiv, das einerseits der Disziplinierung des Körpers, andererseits zur Regulierung der Bevölkerung dient. Gesellschaftliche Macht gewinnt dieses Konzept über die Etablierung und Internalisierung von wissenschaftlichen Diskursen und sozialen Normen zur Herstellung eines gesunden Körpers. »Flexible Normalisierung« löst dabei zunehmend die Orientierung an einem Ideal oder einem gesundheitlichem Optimum ab (vgl. Link 1996). Normalität und Abweichung bilden dabei keine festen Grenzen, sondern werden beständig neu generiert und dabei Ausschlussverfahren konstituiert.

Die Selbstsorge und Selbst-Normalisierung kann mit der Butter auf dem Brot beginnen, die zwecks »gesunden« Cholesterinspiegels und der Prävention von Herzinfarkt besser vermieden werden sollte, umfasst aber auch den Konsum von Wellness-Produkten und entsprechenden Dienstleistungsangeboten. Es reicht bis hin zu sehr gravierenden Konsequenzen, wenn Frauen in der Schwangerschaft ihren Fötus testen lassen – die Norm der Gesundheit bezieht sich dann auf die suggerierte Vermeidbarkeit von kranken oder behinderten Kindern (vgl. Schindele 1995; Pieper 1998; Kuhlmann 2002). Prävention und Diagnostik bedeutet hierbei aber in den allermeisten Fällen nicht Verhinderung einer Krankheit, sondern Verhinderung der Existenz eines kranken oder behinderten Kindes durch selektiven Schwangerschaftsabbruch oder durch die – in Deutschland bisher verbotene – Präimplantationsdiagnostik, welche die Erzeugung von Embryonen im Reagenzglas unter den Vorbehalt stellt, dass diejenigen mit einem bestimmten genetischen, unerwünschten Merkmal selektiert und verworfen werden (vgl. REM 2002; Schneider 2001a).

Die Totalisierung dieses Gesundheitsbegriffs lässt sich weiter explorieren mit einem Blick auf die genetische Diagnostik. Diese dehnt die Definition des PatientInnenstatus aus:

Gentests werden künftig eine Fülle von Voraussagen liefern über Prädispositionen (Anfälligkeiten) für Krankheiten. Die Wissenschaft geht heute davon aus, dass jeder Mensch 5–10 »defekte« Gene trägt. Jede und jeder wird also zukünftig in gewisser Weise als »erbkrank« definiert werden können – mit ungeahnten Konsequenzen für Entscheidungen über die eigene Lebensführung und die Fortpflanzung. Gentests können nicht nur an Erwachsenen, sondern auch pränatal an Föten im Leib schwangerer Frauen durchgeführt werden.

Die neu entwickelte *Genchip*-Technologie, die kurz vor ihrer Marktfähigkeit steht, macht die schnelle Analyse einer Vielzahl von genetischen Eigenschaften und Anfälligkeiten möglich.

Bereits jetzt deutet sich der tiefgreifende Umbruch im Gesundheits- und Krankheitsverständnis an, der mit dieser Genmedizin verbunden sein wird. Die Medizin wird prädiktiv (nicht mehr nur präventiv und kurativ), sie entwickelt sich zu einer *vorhersagenden* Medizin. Wer sich heute noch rundum gesund fühlt, wird unter Umständen nach einem Gentest als »noch nicht krank« klassifiziert werden. Daher spricht man in diesem Zusammenhang von *gesunden Kranken*, den »unpatients«, die gleichermaßen bange und ungeduldig das Auftreten der vorhergesagten Krankheit erwarten.[3] Patientinnen oder »Unpatien-

---

3 Gentests für multifaktoriell bestimmte Krankheiten können kaum Aussagen liefern, *ob* tatsächlich, *wann* und *wie stark* eine bestimmte Erkrankung ausbricht. Gendiagnostik ist auch

tinnen« sind wir damit potentiell alle. Wir werden zukünftig aufgerufen sein, uns entsprechend unseres spezifischen Sets genetischer Prädispositionen und Risiken zu verhalten (vgl. Lemke 2000). Das kann heißen, dass wir bestimmte Nahrungsmittel bevorzugen sollten, möglicherweise wird es bald ›genetisch diversifizierte‹ Müslis und Joghurts – sog. Nutraceuticals – geben, die dem jeweiligen Genotyp ›angepasst‹ sind. Aber es steht uns vielleicht auch die Empfehlung bevor, Arbeitsplätze zu meiden, die mit unserer genetischen Konstitution wenig kompatibel sind, ja vielleicht gar den Schulbesuch und die Berufswahl gemäß unserer bereits in der Wiege ermittelbaren genetischen Anlagen abzustimmen.[4]

Gesundheit kann damit zum »Terror« werden, zur Sisyphusarbeit, zum nie einlösbaren Projekt, oder die Nicht-Gesundheit zur überall lauernden alltäglichen Gefahr, zum selbst verschuldeten Versagen.

Selbstbestimmung unter einem solchen *totalen* Gesundheitsbegriff kann damit Selbstunterwerfung unter die Norm eines nie erreichbaren Grades oder Ideals von Gesundheit bedeuten.

Was als Selbstverwirklichung und individuelle Wahl von Gesundheit erscheint, kann somit als ambivalentes Verhältnis von neuen Freiheiten, Wahlmöglichkeiten, aber auch individuellen Verantwortungszuschreibungen und der Individualisierung von gesellschaftlichen Risiken dechiffriert werden. Dieses Spannungsverhältnis gilt es im Auge zu behalten.

Neue Entscheidungsmöglichkeiten werden – gerade von Frauen, die historisch oft entsprechender Auswahlchancen beraubt wurden – erst einmal positiv bewertet. Sie können jedoch neue Zumutungen und Entscheidungszwänge implizieren und damit die Freiheit nehmen, sich nicht entscheiden zu müssen. Und

---

innerwissenschaftlich umstritten. Die Kontroverse, was vererbt, was sozial bedingt ist (»*nature/nurture*«), wird darin aufs Neue ausgetragen. Es zeichnet sich allerdings ab, dass nun – im Gegensatz zur Tendenz in den 70er Jahren – immer mehr als genetisch »vor«- oder mitbestimmt gelten wird. Gene sind aber keine »Allesmacher und Alleskönner«: sie rufen nur in den wenigsten Fällen (und auch bei den monogenetischen Krankheiten ist dies noch weitgehend unverstanden) kausal etwas hervor, sondern agieren in komplexen Wechselbeziehungen mit anderen Genen, mit der Zelle, innerhalb des Körpers und in Interaktion mit der Umwelt. Gentests bedeuten daher immer nur eine Voraussage über Wahrscheinlichkeiten, sie haben den Charakter von Vorhersagen, und ihre Genauigkeit entspricht allenfalls der eines Wetterberichts (dies wäre jedenfalls die passende Metapher, auch das Bild eines Horoskops wäre angebracht zur Beschreibung der Prognosesicherheit von Gentests).

4 Trotz ihrer Unschärfe können Gentests wie etwa der BRCA1-Test auf eine Prädisposition für Brustkrebs gravierende Entscheidungen für Frauen mit sich bringen. Teilweise lassen sich Frauen mit positivem Befund inzwischen sogar »präventiv« die Brüste amputieren – obgleich der Gentest keine Aussage darüber treffen kann, ob die Frauen jemals in ihrem Leben tatsächlich Brustkrebs entwickelt hätten, nur ihre Wahrscheinlichkeit im Verhältnis zur Gesamtbevölkerung ist erhöht. Allerdings sind nur 5–10 % aller Brustkrebsfälle überhaupt genetisch bedingt.

wir sollten nicht vergessen, dass Freiheiten, die wir Einzelnen zugestehen, auch neue Unfreiheiten für andere mit sich bringen können.

Selbstbestimmung und ärztlicher Behandlungsauftrag

Ein weiterer wichtiger Punkt scheint mir das Verhältnis zwischen Arzt bzw. Ärztin und Patientin bzw. Patient zu sein. Dieses Verhältnis ist ein besonderes Vertrauensverhältnis. Der ärztliche Heilauftrag umfasst in der hippokratischen Tradition verschiedene Gebote, darunter als oberstes Prinzip, der Patientin nicht zu schaden (Nonmalefizienz) und die ärztliche Kunst nur zu ihrem Wohlergehen einzusetzen (Benefizienz). In den letzten Jahrzehnten ist allerdings ein drittes Prinzip, die Autonomie der Patientin stärker in den Vordergrund gerückt. Das früher vorherrschende Verhältnis, in dem der Arzt mehr oder weniger alleine entschied, was »gut« für die Patientin sei, wurde als Paternalismus und Bevormundung betrachtet und eine partnerschaftliche Beziehung eingefordert. Inzwischen scheint der Bogen hin zur Autonomie der Patientin fast etwas überspannt zu sein: Denn wenn Patienten und Patientinnen nun vom Arzt Handlungen einfordern, die ihnen selbst schaden können, verwandelt sich die Beziehung in ein Vertragsverhältnis, das ärztliche Handeln in eine Dienstleistung, die Patientin in eine Kundin, die sich den Anbieter sucht, der tut, was sie verlangt.

In einer solchen Umdefinition und Verwandlung stecken eine Reihe von Gefahren: Denn, machen wir uns nichts vor, das Ärztin-Patientin-Verhältnis ist eine asymmetrische Beziehung: die Ärztin hat einen Wissensvorsprung. Und sie ist nicht besonders verletzbar, krank, bedürftig, auf Unterstützung und Hilfe angewiesen. Die vielbeschworene ›Konsumentinnenfreiheit‹ gibt es in der Medizin nur begrenzt, denn wir müssten jeweils selbst ein halbes Medizinstudium absolvieren, um wirklich einschätzen zu können, welches Medikament oder welche operative Behandlung geeignet ist und welche Alternativen bestehen. Sicherlich haben wir einen Anspruch auf umfassende Aufklärung durch den Arzt, auf die freiwillige und informierte Zustimmung zu einem Eingriff. Aber dies kann die ärztliche Indikationsstellung darüber, ob eine Behandlung notwendig ist und wie sie erfolgen soll, sowie medizinische Verantwortung gegenüber der Patientin und ihrem Wohl nicht ersetzen.

Grenzwertig oder bereits über die Grenzen des ärztlichen Heilauftrags hinaus gehend sind deshalb Schönheitsoperationen, denen kein Unfall oder Krankheit zugrunde liegt, sondern die auf Wunsch der Patientin nach Veränderung des äußeren Erscheinungsbildes eine Dienstleistung des Arztes in Gang setzen. Hier wird Medizin zur Lifestyle-Wahl und der Arzt zum Anbieter von Korrekturen an der Physis der Patientin (vgl. Schlich 2001: 133 f.; Davis 1995). Plastische Chirurgie sei »die Fortsetzung der Psychiatrie mit anderen Mitteln« (Clarke 1995: 147). Für eine wachsende Zahl von Klientinnen setzte sich nach einer »Einstiegs«-Operation eine Kette weiterer chirurgischer Verbesserungen in Gang; damit in Zusammenhang stehen neuere Krankheitsbilder der Dysmorphophobien, der pathologischen Unzufriedenheit mit dem eigenen Körper (vgl. Geisler 2002: 36).

Unbeantwortet bleibt die Frage des Schädigungspotentials solcher Prozeduren: Die Implantation eines ›Silikonbusens‹ hat Frauen bekanntlich beträchtliche immunologische Schädigungen zugefügt und in den USA zu einer Fülle von haftungsrechtlichen Prozessen geführt. Auch das Fettabsaugen, das Frauen vornehmen lassen, um dem Ideal eines schlanken Körpers nachzukommen, ist kein ungefährlicher Eingriff. Genauso können bei der Faltenbehandlung, beim Gesichtsliften und bei operativen Eingriffen Lähmungen und andere Komplikationen entstehen. Der Verweis auf die informierte Zustimmung der Klientin führt ärztlicherseits zu einer Delegation von Verantwortung. Bleibt es dem Risikobewusstsein der Patientin überlassen, ob sie dies für sich in Kauf nehmen will, oder ist hier nicht doch fundamental die Pflicht des Arztes berührt, das zu unterlasssen, was der Patientin schaden könnte und nicht medizinisch indiziert ist? Ich meine, wir sollten Ärztinnen und Ärzte nicht leichtfertig aus ihrem Berufsethos und ihrer Verantwortung für das Patientinnenwohl entlassen.

Es gibt allerdings Entwicklungen, die über diese Lifestyle-Entscheidungen, die eventuell mit der Autonomie der Patientin noch gerechtfertigt werden könnten, hinausgehen.

Besondere Fragen stellen sich beispielsweise bei der generalisierten Verschreibung von Hormonen an Frauen in und nach der Menopause. Was gegebenenfalls für einige Frauen mit hohem Osteoporose-Risiko nützlich sein kann, kann sich ins Gegenteil verkehren, wenn gesunde Frauen ohne Not Hormone nehmen und damit Risiken anderweitiger Schädigungen für sich in Kauf nehmen. Wie der vorzeitige Abbruch einer Studie der Women's Health Initiative bestätigte, nahmen nach der Hormontherapie Herzinfarkte und Schlaganfälle, Thrombosen und das Brustkrebsrisiko zu (vgl. Arznei-Telegramm 8/2000: 81–83; siehe dazu auch den Beitrag von Meyer/Mühlhauser in diesem Band).

Ähnliches trifft zu für den Kaiserschnitt nach Wunsch als – vermeintliche – Geburtserleichterung (vgl. Azoulay 1998), der aber mit dem operativen Eingriffsrisiko, möglichen Verwachsungen, Vernarbungen und anderen Risiken, auch für das Kind, verbunden ist.

Hier prallen in krasser Weise Forderungen von Frauen aufeinander:

Die Frauengesundheitsbewegung nahm ihren Ausgangspunkt in der Kritik an der Medikalisierung des Frauenkörpers: Sie kritisierte, dass physiologische Lebensprozesse von Frauen – wie Pubertät, Fruchtbarkeit, Wechseljahre – in das Terrain und unter die Definitionsmacht der Medizin gezogen wurden. Hormone von der Wiege bis zur Bahre, das könne die Lösung nicht sein, wurde kritisiert. Ins Visier gerieten beispielsweise auch überflüssige Operationen, wie etwa eine viel zu hohe Rate an Gebärmutterentfernungen bei Frauen, zweifelhafte Mammographie-Screenings oder die Etablierung einer Kindergynäkologie.

Fallbeispiel Geburtshilfe

Die neue Hebammen- und Geburtshausbewegung fand ihren Anfang in der Kritik an der »programmierten« Geburt in den 70er Jahren: Sie kritisierte die Technisierung des Geburtsprozesses, die Einpassung der gebärenden Frauen in die Erfordernisse der Systemlogik der Institution Krankenhaus, insbesondere die Einleitung von Geburten nach den Dienst- und Schichtplänen des Personals, und die Anwendung von Technik im Übermaß, welche Frauen und den geborenen Kindern Schaden zufügte. Nicht zuletzt bildeten tragische Fälle von Behinderungen oder gar Todesfällen durch die »programmierte Geburt« den Ausgangspunkt für die Entstehung und das Engagement einiger Gruppen in diesem Bereich.

Nun fordern einige Frauen gerade die Technisierung und Medikalisierung ihres Körpers sowie von bestimmten Lebensereignissen selbst ein. Manchmal wollen sie – aus Sicherheitsgründen – heute auch beides: Sowohl die individuelle, vorab bekannte Begleithebamme bei der Geburt im kuscheligen, freundlich gestalteten Geburtszimmer, *als auch* die ganze Palette an moderner Schmerzbekämpfung, Periduralanästhesie, der elektive Kaiserschnitt und die perinatale Intensivstation für ihren Säugling sollen zur Verfügung stehen. Es stellt sich die Frage, ob dies wirklich so komplementär zusammengehen kann, oder ob Geburtshocker, Pezziball, Badewanne, Sprossenwand, und die freundlichen Farben an den Wänden der Kreißsäle heutzutage nur die Schaufensterdekoration für harte, übermäßige Eingriffe bilden – wie zu viele Kaiserschnitte, mit Wehenmitteln eingeleitete Geburten, und unnötige Dammschnitte – welche schädigende Nebenwirkungen haben können (vgl. Schücking 2000). Um hier Bewertungen treffen zu können, braucht es eben auch eine Analyse der sozialen Normen im Krankenhaus, der hierarchischen Beziehung zwischen Ärzten und Hebammen, der Handlungslogiken, die in der Klinik im Zweifelsfall aus haftungsrechtlichen Gründen immer eher ein Zuviel als ein Zuwenig an ärztlichem Handeln nahelegen. Und es ist zu fragen, wer überhaupt die Maßstäbe und die Normen setzt – ob die individuelle Frau oder die vorgegebene Struktur der Institution Krankenhaus.

Die harten Fakten der geburtshilflichen Interventionsraten verweisen eher auf Fehlentwicklungen (vgl. Schücking 2000). Hierbei geht es wohlgemerkt nicht um eine Dämonisierung von Technik, die unbestritten bei Komplikationen oft segensreich und lebensrettend sei kann, sondern um eine Kritik ihres über-mäßigen Einsatzes als Routinemaßnahme.

Aus psychosozialer Sicht ist anzufragen, ob die Überwachung der Herztöne mehrerer Kinder durch die Hebamme an einem zentralen Computer-Monitor, der fünf bis sieben Kreissäle überwacht, die adäquate Form der menschlichen Zuwendung gegenüber einer gebärenden Frau darstellt. Schließlich geht es um die Herstellung positiver Bedingungen für die Beziehungsaufnahme zum neugeborenen Kind, die bei einer Frau unter Narkose nach einem Kaiserschnitt sicherlich nicht ganz optimal ist. Dazu sei abschließend die Geburts-Ethnologin Sheila Kitzinger zitiert: »Jede Frau, die die Schwangerschaftsvorsorge in einem modernen Krankenhaus wahrnimmt, läuft Gefahr, sich nicht mehr als Schöpferin, als »Ich« zu fühlen, das auf die ihr eigene Weise ihr Kind hervorbringt. Nach menschlichen Wertmaßstäben ist das ein Verlust, der – wenn überhaupt – nur sehr schwer zu ermessen ist. Er bewirkt eine Schwächung der Frauen zu einem Zeitpunkt ihres Lebens, an dem sie Stärke und Selbstvertrauen brauchen, um die Herausforderung der Mutterschaft anzunehmen.« (1993: 133)

Fallbeispiel Präimplantationsdiagnostik

Die Transformation des ärztlichen Heilauftrags zu einem den Regeln der Vertragsfreiheit folgenden Dienstleistungsverhältnis ist in gravierender Weise auch bei neuen Entwicklungen in der Gen- und Reproduktionstechnologien zu konstatieren. Bei der *Präimplantationsdiagnostik* (PID) werden mehrere Embryonen intentional in der Petrischale hergestellt, um an ihnen einen Gentest durchzuführen. Diejenigen, bei denen ein vorab definiertes Merkmal gefunden wird – bisher meist die Anlage für eine schwerwiegende Krankheit oder Behinderung – werden nicht in die Gebärmutter der Frau übertragen, sondern weggeworfen. Die Erzeugung und Annahme von Embryonen wird hier also unter den Vorbehalt der ›Abwahl‹ von betroffenen Embryonen gestellt. Hier fragt sich, wem gegenüber der ärztliche Heilauftrag eigentlich gelten soll: Der Frau oder dem Paar gegenüber, das sich ein genetisch eigenes, gesundes Kind wünscht? Oder dem Embryo gegenüber, für den von einzelnen Verfassungsrechtlern schon geltend gemacht wird, sein Recht auf körperliche Unversehrtheit schließe ein, besser gar nicht geboren zu werden, als mit einer bestimmten Erkrankung oder Behinderung (vgl. Hufen 2000, Pkt. 8 und 15). Der ärztliche Heilauftrag umfasste bisher aber nur die Prävention oder die Behandlung von Krankheiten, nicht die Verhinderung der Existenz von Menschen mit Krankheiten und Behinderungen. Hier ergeben sich gravierende Verschiebungen, von denen diskutiert werden muss, welche gesellschaftlichen Wirkungen sie entfalten können und ob sie tatsächlich gesellschaftlich wünschenswert sind. Davon wird abhängen, ob staatlicherseits die PID gegenüber Paaren, die zweifelsohne aufgrund ihres Status als »genetische Hochrisikoträger« einen Leidensdruck bzw. einen unerfüllten Kinderwunsch haben können, zugelassen werden sollte. Bei der PID liegt nicht mehr, wie noch bei der Pränataldiagnostik, ein Schwangerschaftskonflikt vor, in dem die körperliche und psychische Integrität der Frau gegen den rechtlichen Schutz des Embryos abgewogen wird, sondern über den Embryo in der Petrischale wird in weitaus stärkerem Maße selektierend verfügt (vgl. Kollek 2000; Graumann 2001b, REM 2002: 112).

Beispiel »Therapeutisches Klonen« und Embryonenforschung

Aber auch andere aktuelle Entwicklungen wie die embryonale Stammzellforschung und das so genannte »therapeutische« Klonen sind hinsichtlich ihrer Implikationen für Frauen zu diskutieren.

Mit der verbrauchenden Embryonenforschung wird der Gynäkologie eine Maklerrolle und der Reproduktionsmedizin die eines Zulieferbetriebs von IVF-Embryonen zugewiesen. Während es die Intention des Embryonenschutzgesetzes ist, »überzählige« Embryonen unbedingt zu verhindern, sollen diese mit der embryonalen Stammzellforschung gerade zur Voraussetzung der Therapieabsicht und damit zum Ausgangspunkt einer neuen Normalität werden. Dies führt zu einer gravierenden Perspektivverschiebung: Zukünftig müssten Ärzte sie also nicht zu vermeiden suchen, sondern ihr Entstehen befürworten. Dies schafft Anreize, »überzählige« Embryonen gezielt zu schaffen. Dies bedeutet ggf. eine stärkere hormonelle Stimulation der Frau, um mehr Eizellen zu gewinnen – was diese einer größeren Gesundheitsgefährdung aussetzt. Denn bei der Eizellentnahme handelt es sich um einen invasiven, keineswegs risikolosen Eingriff, der wochenlange Hormoninjektionen voraussetzt, die u. a. mit dem Risiko des gefährlichen Überstimulationssyndroms verbunden sind und im Verdacht stehen, Eierstockkrebs auszulösen. Der Anspruch einer Frau, schonend und um ihrer selbst und ihres Kinderwunsches willen behandelt zu werden, würde damit missachtet (vgl. Schneider 2002a).

Dieses Problem verschärft sich noch erheblich beim sog. »therapeutischen« Klonen, das eine hohe Zahl von Eizellen zum Kerntransfer voraussetzt.

Beim Klonen nach der Methode, mit dem das Klonschaf ›Dolly‹ hergestellt wurde, wird der Zellkern einer Körperzelle in eine weibliche Eizelle eingebracht und diese zu einem Embryo verschmolzen.[5] Eine Eizellspende ist jedoch ein

---

5 Alan Colman von der Firma PPL Therapeutics in Roslin und Alexander Kind (2000: 193) – einer der wissenschaftlichen »Väter« des geklonten Schafes »Dolly« – haben auf der Basis von Tierversuchen errechnet, dass für die Herstellung jeder geklonten menschlichen Stammzell-

invasiver, fremdnütziger Eingriff, der in diesem Fall mit keinerlei Nutzen für die Frau selbst abzuwägen ist, sondern ausschließlich Dritten – Forschern und künftigen Patientengruppen – dient. Dies verletzt das Schädigungsverbot als oberstes Prinzip der Medizinethik (*primum nil nocere*) und ist daher mit dem traditionellen ärztlichen Heilauftrag nicht zu vereinbaren, sondern wäre rechtsethisch als Körperverletzung zu bewerten.[6] Der Preis, der gesellschaftlich für die ES-Forschung zu zahlen ist, berührt in hohem Maße die Körperlichkeit und Gesundheit von Frauen, denen der Status von Rohstofflieferantinnen zugewiesen wird (vgl. Reprokult 2000). Dieser Tatsache muss in den – bisher stark embryozentrierten – Debatten in ganz anderem Maße Rechnung getragen werden.

Gleichzeitig würden durch die Zulassung der »Embryonenspende« für drittnützige Forschungs- und Behandlungszwecke *neue gesellschaftliche Beziehungen* errichtet: Ansprüche von alten und kranken Menschen an die prokreativen Körper»produkte« von Paaren mit unerfülltem Kinderwunsch werden für legitim erklärt. Die Fortpflanzung als Bereich, der traditionsgemäß kulturell mit Privatheit, Intimität und Generativität verknüpft war, wird durch die Technisierung in neuer Weise steuerbar und gleichzeitig dem Zugriff der Öffentlichkeit und der Kolonisierung durch die Ökonomie ausgesetzt.

Es fragt sich hier also, wieweit das Selbstbestimmungrecht als Selbstverfügungsrecht über den eigenen Körper interpretiert werden kann. Meine Eizellen gehören mir – ergo kann ich sie verkaufen? Sollten Frauen sich für die Freiheit zu Eigentumsrechten am eigenen Körper einsetzen? Oder liegt hier eine Instrumentalisierung des Selbstbestimmungsrechts vor, wird die weibliche Selbstbestimmung hier als trojanisches Pferd genutzt, um fremdnützige Interessen am Frauenkörper zu kaschieren und neue Ausbeutungsverhältnisse zu konstituieren? Wird der Frauenkörper hier nicht in neuer Weise in Sozialpflichtigkeitslogiken eingespannt?

Linie mindestens 280 Eizellen erforderlich wären. Das bedeutet, dass ein serieller Verbrauch von weiblichen Eizellen bei dieser Forschung programmiert ist. Es bleibt unbeantwortet, wie dieser Eizell-Bedarf gedeckt werden sollte.

6 Zur Kritik des »therapeutischen« Klonens hinsichtlich der immanenten Tendenz zur Sozialpflichtigkeit des weiblichen Körpers, der Etablierung eines neuen Geschlechter- und Generationenvertrags und der Probleme sowohl der Kommerzialisierung wie auch des sozialen Drucks zur »altruistischen« Eizell-Spende siehe: Schneider 2002a. Zu dahinter stehenden Motiven der kommerziellen Verwertung siehe Schneider 2002b.

Körper zwischen Natur und Kultur

Die Frage des Körperverständnisses steht im Zusammenhang mit der Debatte um die traditionelle Dichotomisierung zwischen Natur und Kultur.

Der Körper ist, wie wir aus historischen, kulturellen und soziologischen Studien wissen, kein Gebilde, das »immer schon da« und immer gleich wäre. Vielmehr gibt es je nach historischer Epoche ganz unterschiedliche Selbstverständnisse, Beschreibungen, Empfindungs- und Leseweisen von Körpern.

Frauen wurden, historisch gesehen, in besonderer Weise auf ihren Körper festgelegt. In der dualisierenden Aufspaltung der Geschlechter wurden Frauen der Natur, Männern der Kultur zugewiesen. Gleichzeitig war diese Spaltung mit einer Hierarchisierung verbunden, in dem die Kultur der Natur, der Mann der Frau, der Geist dem Körper übergeordnet wurden. Am weiblichen Körper und der Biologie wurde die Unterlegenheit der Frau festgemacht, die Frau wurde auf ihren Uterus reduziert (vgl. Honegger 1991; Fausto-Sterling 1985). Die Natur als die zugrunde liegende Basis, die Kultur als der aktive, schöpferische, geistige Teil, so sehen die überlieferten Codierungen aus.

Dieser historischen Altlast wird frauenpolitisch mit drei Strategien begegnet:

1.   Umwertung der Hierarchien

Die erste Strategie behält die Aufspaltung und Zuordnung bei, wertet sie aber um:

Die »weibliche Natur« wird zelebriert, der Körper und seine Physiologie, so wie er – vermeintlich – »ist«, soll akzeptiert und geliebt werden: Statt beispielsweise die Menstruation als etwas Unangenehmes, Pathologisches abzuwerten und ihr mit Intimsprays und Unsichtbarmachung zu Leibe zu rücken – wie zu erkennen an der Werbung für Tampons und Damenbinden, bei denen sich nichts abzeichnet, nichts zu sehen und zu riechen ist vom weiblichen Blut – wurde die Menstruation in den 1970er Jahren als »weise Wunde« gefeiert und altes naturheilkundliches und Verhütungs-Wissen als »Hexengeflüster« wieder entdeckt und weitergetragen.

Die Gegenbewegung zur programmierten Geburt pries mit Leboyer (1981) die ›sanfte‹, ›natürliche‹ Geburt. Mir scheint aber, dass solche Begriffe als Überhöhungen zu kennzeichnen sind, welche die Tatsache verdecken, dass eine Geburt kein sanfter, sondern ein gewaltiger, existenzieller Akt ist. Der Umgang mit dem Gebären ist eben tatsächlich von unterschiedlichsten kulturellen und sozialen Ritualen, Konventionen, Bildern und Vorstellungen gekennzeichnet, da gibt es keine »pure Natur«, auf die sich eine Frau berufen könnte (vgl. Kitzinger 1993). Die Forderung nach Sanftheit oder Eingriffsfreiheit kann sich auch als neue soziale Norm, die Frauen Fesseln anlegt, erweisen oder, wenn Komplikationen eintreten und die natürliche Geburt als Kaiserschnitt endet, die Frau mit Versagensgefühlen quälen.

Was allerdings m. E. weiterhin in dieser ›sanften‹, ›selbstbestimmten‹ Geburtsbewegung positiv hervorzuheben ist, ist ihr aktives, selbstversicherndes, bestätigendes Moment und der Fokus auf die Leibkompetenz: Frauen sollen das *Subjekt* ihres Gebärens sein, sie sollen auf eine intensive, wohl kaum zu übertreffende Weise aktiv *mit* ihrem Körper arbeiten, um ein Kind zur Welt zu bringen, statt ›niederzukommen‹ und ›entbunden‹ zu werden.

2.   ›Befreiung‹ durch Kontrolle des Körpers

Als Gegenbewegung zur Spaltung zwischen Kultur und Natur entstanden Tendenzen, die in der Befreiung der Frauen durch Kontrolle ihres Körpers und ihrer Fruchtbarkeit das emanzipatorische Heil erblickten. Damit setzen sich Frauen auf die andere Seite der dualen Opposition: Sie nehmen gewissermaßen die Position des Mannes ein. Zweifelsohne bedeutete beispielsweise die Pille für viele Frauen, dass sie endlich ihre sexuelle Lust leben und erleben konnten, ohne die Angst, schwanger zu werden. Dass *sie* es in der Hand hatten, zu entscheiden, ob sie verhüten oder nicht, eröffnete ihnen neue Handlungsspielräume. Die Kontrolle des Körpers und seiner Funktionen wurde als Sicherheit, als Basis für die Neuentdeckung sexueller Freiheiten und als Unverfügbarkeit gegenüber männlichen Machtansprüchen erlebt. Wir wissen heute allerdings mehr um die Ambivalenzen dieser Freiheiten, um die neue Norm der stetigen sexuellen Verfügbarkeit, um die Sexualisierung vieler Lebensbereiche und die Effekte von Lustlosigkeit, die sie hervorbringen kann.

Auch möchte ich darauf hinweisen, dass Kontrolle und Rationalität trotz des Zugangs zu sicheren Verhütungsmethoden nicht ausschlaggebend für das menschliche Fortpflanzungsverhalten sind. Sexualität und Kinderkriegen sind – vielleicht sollten wir sagen glücklicherweise – nicht vollkommen rationalisierbar. Neuen Studien zufolge sind hierzulande mehr als ein Drittel aller Schwangerschaften nicht bewusst geplant – und jede zweite der als zwiespältig, ungewollt und belastend erlebten Schwangerschaften wird ausgetragen (BZgA 2000: 24–30). Und auch die Planbarkeit von gesunden Kindern erweist sich als Mythos (vgl. Helfferich/Burda 2001). Die Vision der Kontrolle und Planbarkeit des Lebens macht auf der anderen Seite den Kinderwunsch begründungspflichtig (Häußler-Sczepan 2001). Der ›richtige Zeitpunkt‹ ist schwer zu finden, da das Paar sich kaum mehr auf das »Geschehen lassen« berufen kann (vgl. Pieper 1998). Umso schwieriger wird es, wenn das Kind nicht kommt, wenn es kommen soll. Kontrollbestrebungen sind oft gekoppelt an eine subkutane Technophilie.

Die Brüche zwischen den technischen Verheißungen und den niedrigen Erfolgsraten beispielsweise der IVF (Baby-take-home-Rate 10–15 Prozent, hohe Raten von Mehrlingsschwangerschaften mit ihren geburtshilflichen und psychosozialen Komplikationen vgl. DIR 2001) oder den »Pannen« der Technik (falsch-positive und falsch-negative Befunde, iatrogene Schädigungen) sind innerhalb dieses Diskurses kaum thematisierbar.

3.   Befreiung vom Körper und seinen Begrenzungen

Bei der dritten Strategie wird die eine Seite gewissermaßen ganz aufgelöst. Viel ist heute von der Virtualisierung und dem Verschwinden des Körpers und seiner Materialität die Rede (vgl. Williams 1997). Die US-Soziologin Susan Bordo (1992) spricht vom postmodernen Ideal der menschlichen Freiheit von aller körperlichen Determinierung, von Phantasien der unendlichen Verbesserung und Veränderung, die der Geschichtlichkeit, Sterblichkeit und Materialität des Körpers trotzen sollen. Stattdessen werde der Körper zur »kulturellen Plastik«. Der Körper wird hier also als etwas beliebig Formbares und Modellierbares begriffen, die Suggestion lautet, jede könne sich den gewünschten Körper schaffen. Body-Building und plastische Chirurgie sind zu einer expandierenden Industrie geworden, die diesem Traum huldigen.

Feministinnen haben auf einige fatale Konvergenzen zwischen diesen gesellschaftlichen Tendenzen und bestimmten postmodernen Theoriebildungen hingewiesen (vgl. Singer 1996).

4.   Interrelationalität der Kategorien Natur, Kultur und Gesellschaft im Körper

Als vierte Umgangsweise schlage ich vor, die dualistischen Spaltungen aufzulösen und dagegen die Interrelationalität und das gegenseitige Aufeinanderverwiesensein in den Blick zu rücken (vgl. Grosz 1994: xi).

Der Körper ist »ein Raum zum Bewohnen«. Diese Metapher beinhaltet, anzuerkennen, dass unser Körper Bedingung unserer individuellen Existenz, unseres Seins, auch unserer geistigen Leistungen ist. Er trägt die Spuren unseres So-Gewordenseins, der Erfahrungen in lokalen, sozialen und kulturell spezifischen Milieus in sich. Es kann daher nicht um die totale Überwindung geschlechtlicher Differenzen, körperlicher Materialitäten und aller Gebundenheiten, die mit physiologischen Grenzen, Krankheits- und Alterungsprozessen zu tun haben, gehen. Entsprechende phantasmatische Konstruktionen von Grenzenlosigkeit wären zurückzuweisen und als Beziehungen der Machtausübung zu untersuchen. Die Akzeptanz körperlicher Grenzen bedeutet aber nicht ein »Zurück zur Natur«.

Wir können uns weder auf eine »gute Natur« berufen, denn die Natur ist moralisch indifferent. Noch gibt es einen ›unverstellten‹ Blick auf »die« Natur unseres Körpers, wir sehen ihn immer schon mit der Brille des Sozialen, die wir nicht ablegen können. Dies bedeutet weder, jede technische oder medizinische Errungenschaft mit dem Verdikt des Wider-Natürlichen zu belegen. Noch fordert es dazu auf, alle Überschreitungen der Grenzen dessen, was bisher als gegeben, als ›natürlich‹ galt – etwa das Ende der Fruchtbarkeit einer Frau mit der Menopause – als Befreiung zu betrachten. Es als eine begrüßenswerte Gleichstellung von Frauen mit Männern zu propagieren, wenn eine Frau mithilfe der gespendeten Eizelle einer jüngeren Frau mit 63 Jahren noch Mutter werden kann, erscheint doch sehr zweifelhaft. Hier sind die Normativität der Mutterrolle für Frauen ebenso kritisch zu befragen wie die Folgen für das Kindeswohl, wenn das Ableben der Mutter vor der Volljährigkeit zu erwarten ist (vgl. Sastra 1993).

Die Analyse der Marktförmigkeit der einzelnen biomedizinischen Angebote wäre einen eigenen Artikel wert. Hier bleibt lediglich daran zu erinnern, dass vieles, was unter der Rubrik »weibliche Selbstbestimmung« firmiert, in erster Linie dazu dient, ökonomische Gewinne zu gewährleisten: Der Verkauf von Hormonpräparaten – sei es der ›Pille‹, der postmenopausalen ›Therapien‹ oder der Hormonstimulierung von Frauen als Vorbereitung einer IVF – bildet einen großen und lukrativen Markt. Eines der Probleme im Gesundheitssektor liegt darin, dass Ansätze, die weniger industrialisierbar sind als die Produktion von pharmazeutischen Medikamenten und Geräten, einen geringeren Stellenwert in unserem Gesundheitssystem zugewiesen bekommen. Ich meine damit generell die sprechende Medizin, die psychosoziale und psychotherapeutische Beratung, aber auch etwa das Hand-Anlegen in der Physiotherapie – vielleicht nicht von ungefähr überwiegend Frauenberufe. Solche Formen menschlicher Zuwendung können jedoch wesentliche Beiträge zur Gesundung von kranken Menschen leisten.

Zusammenfassend bleibt daher festzuhalten:
- Selbstbestimmung ist nicht auf die Wahlfreiheit zwischen heute gegebenen (technischen) Möglichkeiten zu reduzieren. Die im Selbstbestimmungs- und Gesundheitsbegriff verankerten sozialen Utopien sind als Aufforderung zum sozialen Engagement und zur Veränderung der Gesellschaft (statt lediglich des eigenen Körpers) zu begreifen.
- Soziale Anspruchsrechte auf die Erfüllung der Grundbedürfnisse und den gleichen Zugang zu medizinischen Leistungen und die Umgestaltung zu frauenfreundlichen, gesundheitsförderlichen Gesellschaften sind in einer globalisierten Welt geltend zu machen.

– Die Definitionsmacht der Medizin ist durch Vervielfältigungen in den Konzepten des Körpers und des Frauseins zu konterkarieren.
– Grenzen unseres Körpers, unserer Physiologie sind nicht nur als zu sprengende Fesseln zu begreifen, sondern markieren Räume, die wir bewohnen, deren Grenzverläufe uns Schutz und Halt bieten, sowie Entwicklungen innerhalb von ihnen ermöglichen können.

Literatur

Azoulay, Isabelle 1998: Die Gewalt des Gebärens. Streitschrift wider den Mythos der glücklichen Geburt. München: List.

Beck-Gernsheim, Elisabeth: Gesundheit und Verantwortung im Zeitalter der Gentechnologie, in: dies. und Beck, Ulrich (Hrsg.) 1994: Riskante Freiheiten. Frankfurt/M.: Suhrkamp, S. 316–335.

Benthien, Claudia 1999: Haut: Literaturgeschichte, Körperbilder, Grenzdiskurse. Reinbek: Rowohlt.

BMG (Bundesministerium für Gesundheit) (Hg.) 2001: Fortpflanzungsmedizin in Deutschland. Band 132, Schriftenreihe des Bundesministeriums für Gesundheit, Baden-Baden.

Bordo, Susan 1992: Unbearable weight: feminism, western culture, and the body. Berkeley: University of California Press.

Braun, Kathrin 2001: Grenzziehungen in der Biomedizin unter Beachtung der Menschenwürde, in: BMG (Bundesministerium für Gesundheit) (Hg.) 2001: Fortpflanzungsmedizin in Deutschland. Band 132, Schriftenreihe des Bundesministeriums für Gesundheit, Baden-Baden, S. 22–26.

BZgA (Bundeszentrale für gesundheitliche Aufklärung) (Hg.) 2000: frauen leben. Eine Studie zu Lebensläufen und Familienplanung. Köln.

Clark, Adele 1995: Modernity, Postmodernity & Reproductive Processes ca. 1890–1990 or »Mommy, where do cyborgs come from anyway?«, in: Gray, Chris Habels (ed.): The cyborg handbook. New York: Routledge, S. 139–155.

Colman, Alan/Kind, Alexander 2000: Therapeutic Cloning. Concepts and Practicalities, in: Tibtech, vol. 18, May 2000, S. 192–196.

Davis, Kathy 1995: Reshaping the Female Body. The Dilemma of Cosmetic Surgery. New York/London.

DIR (Deutsches IVF Register) 2001: Jahrbuch 2000. Bad Segeberg.

Duden, Barbara 1991: Der Frauenleib als öffentlicher Ort. Vom Mißbrauch des Begriffs Leben. Hamburg.

Fausto-Sterling, Anne 1985: Myths of gender: biological theories about women and men. New York: Basic Books.

Foucault 1983: Sexualität und Wahrheit. Bd. 1. Der Wille zum Wissen. Frankfurt/M.: Suhrkamp.

Foucault 1993: Leben machen und sterben lassen: Die Geburt des Rassismus, in: Reinfeldt, Sebastian/Schwarz, Richard: Bio-Macht. Duisburg, DISS-Texte Nr. 25, S. 27–50.

Geisler, Linus 2002: Das Verschwinden des Leibes – die Krise des Körpers, in: Vögele, Wolfgang (Hg.): Verletzbarer Körper – Begnadeter Mensch. Vom Körperverständnis in Medizin und Theologie. Rehburg-Loccum, S. 31–44.

Geyer, Christian (Hrsg.) 2001: Biopolitik. Die Positionen. Frankfurt/M.

Graumann, Sigrid (Hrsg.) 2001: Die Genkontroverse. Grundpositionen. Freiburg: Herder.

Graumann, Sigrid 2001a: Zwischen Zeugung und Erzeugung von menschlichem Leben besteht ein ethisch relevanter Unterschied, in: dies. (Hrsg.) 2001: Die Genkontroverse. Grundpositionen. Freiburg, S. 88–94.

Graumann, Sigrid 2001b: Zur Problematik der Präimplantationsdiagnostik. In: *Beilage zur Wochenzeitung Das Parlament*, B27, S. 17–24.

Grosz, Elisabeth 1994. Volatile bodies. Towards a corporeal feminism. Canberra: Allen & Unwin.

Häußler-Sczepan, Monika 2001: Vom Kinderwunsch zur Kopfgeburt: Anforderungen an die Familienplanung im Zeitalter der neuen Reproduktionstechnologie. In: Pro Familia Magazin 2/2001, S. 18–26.

Helfferich, Cornelia/Burda, Silke 2001: Einstellungen von Frauen zu Planbarkeit und Machbarkeit in der Familienplanung unter besonderer Berücksichtigung des Aspektes ›pränatale Diagnostik‹. Unveröff. Manuskript, Freiburg, März 2001.

Honegger, Claudia, 1991: Die Ordnung der Geschlechter: die Wissenschaften vom Menschen und das Weib, 1750-1850. Frankfurt/Main, New York: Campus.

Hufen, Friedhelm 2000: Stellungnahmen der Sachverständigen zur Öffentlichen Anhörung »Präimplantationsdiagnostik« der Enquete-Kommission »Recht und Ethik der modernen Medizin« vom 13. November 2000, http://www.bundestag.de/ftp/pdf_arch/med_huf.pdf (25.6.2002).

Jäger, Burkhard 2002: Der schlanke Körper – der gesunde Körper? Ursachen und Folgen der Fixierung auf das Körperideal der Schlankheit aus psychosomatischer Sicht, in: Vögele, Wolfgang (Hg.): Verletzbarer Körper – Begnadeter Mensch. Vom Körperverständnis in Medizin und Theologie. Rehburg-Loccum, S. 63–96.

Kitzinger, Sheila 1993: Mütter sind das Salz der Erde. Ein weltweiter Report. Düsseldorf.

Koch, Hans-Georg 2001: Straffreiheit des Schwangerschaftsabbruchs – Restriktionen für den Umgang mit in-vitro-Embryonen: Ein Widerspruch? Expertise im Auftrag des Pro Familia Bundesverbandes, www.profamilia.de.

Kollek, Regine 2000: Präimplantationsdiagnsotik. Embryonenselektion, weibliche Autonomie und Recht. Tübingen und Basel.

Kuhlmann, Ellen 2002. Humangenetik und Geschlecht. Formationen zwischen Hegemonie und Autonomiekonstrukten. In: Kuhlmann, Ellen/Kollek, Regine (Hrsg.): Konfiguration des Menschen. Opladen: Leske + Budrich (im Druck).

Leboyer, Frédérick 1981: Geburt ohne Gewalt. München (Dt. Erstausgabe 1974).

Lemke, Thomas 2000: Die Regierung der Risiken. Von der Eugenik zur genetischen Gouvernementalität. In: Bröckling, Ulrich/Krasmann, Susanne/Lemke, Thomas (Hrsg.): Gouvernementalität der Gegenwart. Studien zur Ökonomisierung des Sozialen. Frankfurt/M.: Suhrkamp, S. 227–264.

Link, Jürgen 1996: Versuch über den Normalismus. Wie Normalität produziert wird. Opladen.

Mildenberger, Elke 2002. Der Streit um die Embryonen: Warum ungewollte Schwangerschaften, Embryoselektion und Embryonenforschung grundsätzlich unterschiedlich behandelt werden müssen. In: MedR, Heft 6, 2002, S. 293–300.

Petchesky, Rosalind 1990: Abortion and Woman's Choice, Boston.

Petchesky, Rosalind P. 1995: The body as property: a feminist re-vision. in: Ginsburg, F.D./ Rapp, Ryna (eds.). Conceiving the new world order. Berkeley: University of California Press, 387–406.

Pieper, Marianne 1998: Unter »anderen Umständen«: Werdende Elternschaft im Zeichen neuer Verfahren der Pränataldiagnostik, in: Arbeitskreis Frauen und Gesundheit im Norddeutschen Forschungsverbund Public Health (Hg.): Frauen und Gesundheit(en) in Wissenschaft, Praxis und Politik. Bern 1998, S. 236–247.

REM (Enquete-Kommission »Recht und Ethik der modernen Medizin«) 2001: *Teilbericht Stammzellforschung. Zweiter Zwischenbericht.* November 2001, Bundestags-Drucksache 14/7546. http://www.bundestag.de/gremien/medi/medi_2zwisch.html (25.6.2002).

REM 2002: Schlussbericht der Enquete-Kommission »Recht und Ethik der modernen Medizin«, Bundestag-Drucksache 14/9020. http://dip.bundestag.de/btd/14/090/14090 20.pdf (25.6.2002).

Reprokult 2000: Frauenforum Reproduktionsmedizin. Positionspapiere www.reprokult.de (25.6.2002).

Sadrozinski, Renate 1988: Kinder oder keine – entscheiden wir alleine? Zum Zusammenhang von §218 und Embryonenschutz, in: Paczensky, Susanne von/Sadrozinski, Renate (Hg.): §218: Zu Lasten der Frauen. Hamburg: Reinbek.

Sastra, Barbara 1993: Mutter werden mit 63 – Gnade der späten Geburt? in: Koryphäe, Oldenburg, Nr. 13/1993, S. 14–17.

Schindele, Eva 1995: Schwangerschaft. Zwischen guter Hoffnung und medizinischem Risiko. Hamburg.

Schindele, Eva 2001: Weibliche Lebensentwürfe im Kontext von Fortpflanzungsmedizin und Pränataldiagnostik, in: Graumann, Sigrid (Hrsg.) 2001: Die Genkontroverse. Grundpositionen. Freiburg, S. 52–66.

Schlich, Thomas 2001: Eine kurze Geschichte der Körperverbesserung, in: Gero von Randow/ Dt. Studienpreis: Wie viel Körper braucht der Mensch? Hamburg: edition Körber Stiftung, S. 131–144.

Schneider, Ingrid 1995: Föten – der neue medizinische Rohstoff. Frankfurt/M./New York.

Schneider, Ingrid 2001a: Von »anderen Umständen« zur Embryonenforschung: veränderte Blicke auf Schwangerschaft und Geburt, in: epd-Dokumentation (Evang. Pressedienst), Nr. 15, 9.4.2001, S. 25–46.

Schneider, Ingrid 2001b: Embryonale Stammzellforschung – eine ethische und gesellschaftspolitische Kritik, in: Graumann, Sigrid (Hrsg.) 2001: Die Genkontroverse. Grundpositionen. Freiburg, S. 128–147.

Schneider, Ingrid 2002a: Überzählig sein und überzählig machen von Embryonen. Die Stammzellforschung als Transformation einer Kinderwunscherfüllungs-Technologie. In: Brähler, Elmar et al. (Hg.): *Vom Stammbaum zur Stammzelle – Reproduktionsmedizin, Pränataldiagnostik und menschlicher Rohstoff.* Gießen: Psychosozial Verlag 2002, S. 111–158.

Schneider, Ingrid 2002b: Beschleunigung – Merkantilisierung – Entdemokratisierung? Zur Rolle von Patenten in der embryonalen Stammzellforschung. In: Oduncu, Fuat et al. (Hg.): *Stammzellenforschung und therapeutisches Klonen.* Göttingen: Vandenhoeck & Ruprecht, S. 211–248.

Schneider, Ingrid 2002c: Körper und Eigentum. Grenzverhandlungen zwischen Personen, Sachen und Subjekten. In: Kuhlmann, Ellen/Kollek, Regine (Hg.): *Konfiguration des Menschen. Biowissenschaften als Arena der Geschlechterpolitik.* Opladen: Leske und Budrich 2002, S. 41–59.

Schücking, Beate 2000: Frauenfreundliche Geburtshilfe?, in: Clio (Hg: FFGZ Berlin), Heft 51, Nov. 2000, S. 7.

Shilling, Chris 1993: The body and social theory. London: SAGE.

Singer, Mona 1996: Konstruktion, Wissenschaft und Geschlecht, in: Verein Sozialwissenschaftliche Forschung und Bildung für Frauen (Hg.): Materialität, Körper und Geschlecht. Materialienband 15. Frankfurt/M., S. 69–104.

Trapp, Wilhelm 2001: Wie viel Schönheit braucht der Mensch?. in: Gero von Randow/ Dt. Studienpreis: Wie viel Körper braucht der Mensch? Hamburg: edition Körber Stiftung, S. 65–74.

WHO 1986: Die Ottawa-Charta, In: Trojan, Alf/Stumm, Brigitte: Gesundheit fördern statt kontrollieren. Frankfurt/M. 1992, S. 84–92.

WHO 1994: Wiener Erklärung über die Investition in die Gesundheit von Frauen in den mittel- und osteuropäischen Ländern. Abschlußerklärung auf der Konferenz »Women Health Counts«, Wien, 16.-18. 2. 1994, in: Freie und Hansestadt Hamburg. Behörde für Arbeit, Gesundheit und Soziales: Frauen und Gesundheit. Empfehlungen für die Verbesserung der Frauengesundheit in Hamburg. Bericht der ExpertInnenkommission Hamburg 2001, S. 126–134. www.hamburg.de/bags (25.6.2002).

WHO 1999: Gesundheit 21 – Gesundheit für alle im 21. Jahrhundert: Das Rahmenkonzept »Gesundheit für alle« für die Europäische Region der WHO, Kopenhagen 1999. In: Freie und Hansestadt Hamburg. Behörde für Arbeit, Gesundheit und Soziales: Frauen und Gesundheit. Empfehlungen für die Verbesserung der Frauengesundheit in Hamburg. Bericht der ExpertInnenkommission Hamburg 2001, S. 118–125. www.hamburg.de/ bags (25.6.2002).

Williams, Simon J. (1997). Modern medicine and the ›uncertain body‹: from corporeality to hyperreality? Social Science and Medicine, 45 (7), 1041–104.

Ulrike Hauffe

Selbstbestimmungsrecht der Frau
– Hormone, Operationen, Biotechnologien in der Kritik

Sind wir am Ziel der Frauenbewegung?

Haben Frauen durch die Allianz zwischen den in die weibliche Anatomie und Biologie eingreifenden Angeboten der Reproduktionsmedizin, der kosmetischen Chirurgie und Endokrinologie eine verbesserte Planungsautonomie über ihre biologische und soziale Lebensgestaltung erreicht?

Selbstbestimmung über den Zeitpunkt von Schwangerschaften im individuellen Lebensplan, die Potenzierung von Fruchtbarkeit bei unerfülltem Kinderwunsch, das Erlebnis Wechseljahre und das Verwischen altersgerechter Spuren am Körper, im Gesicht – das ist heute – unter zu Hilfenahme diverser Angebote der Medizin für viele Frauen Realität. Auf Krankenschein oder gegen Barzahlung.

Die Medizin wirbt mit dem Frei-sein von biologischer Einschränkung und Spuren des Alters. Schöne neue Welt!

Ende der 60er Jahre waren die politischen Diskussionen mit ihrem Slogan *Mein Bauch gehört mir* Nährboden für die Frauengesundheitsbewegungen in den Industriestaaten. Frauen analysierten ihre Lebensplanungsbedingungen im Zusammenhang gesellschaftlicher Normierungen, und ihre Kritik wurde besonders deutlich am bestehenden Gesundheitswesen formuliert. Ausgangspunkt vieler Auseinandersetzungen war damals das gesetzlich festgelegte Monopol über Schwangerschaftsabbrüche.

Generationsübergreifend gingen Frauen für ihr Recht auf legale, medizinisch sichere und bezahlbare Schwangerschaftsabbrüche auf die Straße. Die Frauengesundheitsbewegung eröffnete die politische Diskussion darüber, dass und wie die Praxis gesundheitlicher Versorgung – etwa bei der Schwangerschaftsverhütung, bei Schwangerschaftsvorsorge und Geburt – abhängig davon ist, wie die gesellschaftliche Einflussnahme über familien- und gesundheitspolitische Schwerpunktsetzungen den Lebensrahmen von Frauen definiert.

Die Forderung nach selbstbestimmter, selbstverantworteter Lebensplanung von Frauen, besonders über ihre weiblichste Potenz – ihre Fruchtbarkeit – waren entscheidende Kräfte dieser Emanzipationsbewegung. Regina Stolzenberg, ehemalige Mitarbeiterin im Frauengesundheitszentrum Berlin, bewertete diese Vorgänge zu Recht als *kulturelle Revolution.* (1)

Mittlerweile sind die damals geborenen Kinder selbst Mutter oder Vater, und es haben sich neue gesellschaftliche Kräfte etabliert: Sie kommen im Gewand heilender Wissenschaft und Praxis daher und wecken Erwartungen auf kalkulierbare Mutterschaft und Perfektionierung körperlicher Konstitution für das Kind. Die Angebotspalette der Medizin z. B. für den planbaren, kontrollierten Kinderwunsch oder für die – unter life style zu fassende – chemisch oder operativ zu erhaltene Jugendlichkeit weitet sich aus.

Dabei ist es unwichtig, ob die in der Öffentlichkeit geweckten Wünsche realistisch zu erfüllen sind oder nicht.

Es geht bei der kritischen Auseinandersetzung mit Hormonen, Operationen und Biotechnologien um grundlegende Fragen: Welche Auswirkung haben diese medizinischen Eingriffsmöglichkeiten auf die Selbstkompetenz und die Selbstbestimmung von Frauen? Was bedeutet es für das Selbstbewusstsein einer Frau, wenn ihr Arzt, ihre Ärztin ihr z. B. eine hormonell gestützte Aufbesserung ihrer Fruchtbarkeit anbietet? Wie verändert sich das Schwangerschaftserlebnis unter dem Vorbehalt, nach Pränataldiagnostik ein erbkrankes Kind verhindern zu können?

Können Frauen sich in diesem Geflecht individueller Besorgnis um eine gelingende Schwangerschaft, den Versprechungen medizinischer Einflussmöglichkeiten und unter der gesellschaftlichen Meinung, dass genetisch kranke Kinder »nicht mehr sein müssen«, überhaupt noch frei entscheiden?

Es sind kaum wirklich selbstbestimmte Entscheidungen möglich, wenn Frauen an »grundsätzlich empfohlenen« Untersuchungen während der Schwangerschaft teilnehmen, zu der Pränataldiagnostik als Routine gehört. Das erwünschte Ergebnis ist schon vorab definiert: Frauen sollen alles tun, um – »nach allen Regeln der Kunst« – die Menschheit intakt zu reproduzieren. So entstehen neue Zwänge.

Invasive Handlungen/Behandlungen erscheinen immer gewöhnlicher. Sie sind immer normaler – und der Widerstand dagegen erscheint manchen Zeitgenossen wie ein kaum nachvollziehbares, irgendwie schon selbstverschuldetes Herausfordern ihres Schicksals – also eine Provokation.

So wiederholen sich ähnliche Prinzipien.

Über Wissenschaft, Meinungsbildung setzt Gesellschaft den Rahmen für individuelles Handeln. Auch über medizinische Errungenschaften und ihre Versorgungssysteme definiert sich, was gesund und krank, gut oder schlecht, machbar und vermeidbar ist.

Grundsätzlich über die spezifische Situation von Frauen in Bezug auf Gesundheit und Krankheit zu sprechen ist ein weitreichendes Unterfangen: es geht dabei ebenso um Themen wie Frauen und Sucht, der häufige Tod von Frauen mit Herz-Kreislauf-Erkrankungen, die besondere Situation von Frauen mit der Krankheit Krebs, die gesundheitliche Situation von Migrantinnen und vieles mehr.

Auch auf Bundesebene ist inzwischen das Thema »Frauen und Gesundheit« ein beachtetes geworden, zu sehen etwa an den Bundestags-Anfragen verschiedener Fraktionen im Juli 2000 zur *Frauenspezifischen Gesundheitsversorgung*. (2)

Und im Oktober 2001 ist der von Bundesministerin Bergmann im Mai des Jahres veröffentlichte »Bericht zur gesundheitlichen Situation von Frauen in Deutschland« (3) auf einem Symposium in Berlin von Expertinnen und Politikerinnen diskutiert worden.

Zu klären ist: Wem nützt der moderne Fortschritt in der Frauenheilkunde?

Im Frauenleben existieren unterschiedliche Übergangsphasen: die Pubertät als Abschied von der Kindheit und als Einstieg in das Erwachsenwerden, die Schwangerschaft als Übergang zum Mutter-sein und die Wechseljahre – die verbunden sind mit dem Abschied von Fruchtbarkeit und dem Prozess des Älterwerdens. Jeder dieser biologisch definierten Übergänge ist für Frauen mit deutlich spürbaren körperlichen wie seelischen Veränderungen verbunden. Viele Mädchen und Frauen sind in diesen Übergangsphasen verunsichert, spüren, dass ein Lebensabschnitt zu Ende geht, ohne zu wissen, was an Neuem auf sie zu kommt.

Insbesondere vorindustrielle Kulturen gestalten diese Übergangszeiten im Leben von Frauen durch die Einbindung des individuellen Erlebens in gemeinschaftliche Prozesse zu einem sozialen Ereignis, dem häufig durch rituelle und spirituelle Handlungen ein Rahmen gegeben wird, der auf einer symbolhaften Ebene den Abschied von einem Lebensabschnitt ermöglicht, gleichzeitig aber auch den Beginn einer neuen Zeit feiert.

Rituale sind in diesem vorindustriellen kulturellen Kontext meist komplexe Systeme, die religiöse, ethische und soziale Regeln der jeweiligen Gesellschaft integrieren. Sie werden vom Kollektiv, der Gemeinschaft, als verbindlich anerkannt und helfen der Frau, die psychische Umstellung zu vollziehen. Diese gesellschaftliche Form der Gestaltung von Übergangsphasen im Frauenleben erfüllt einerseits die Funktion der Integration des individuellen Erlebens in einen größeren Zusammenhang und ermöglicht andererseits der Frau die innerpsychische Integration ihrer körperlichen Vorgänge.

In unserer heutigen Gesellschaft fehlen solche komplexen Formen, die weiblichen Übergänge kollektiv und individuell zu gestalten.

Wie aber werden nun in unserer heutigen Gesellschaft diese weiblichen Übergangsphasen wahrgenommen und gelebt? Welche kulturellen Hilfsangebote stehen zur Verfügung, wie prägen sie die weibliche Selbstwahrnehmung und welcher individuelle Gestaltungsspielraum bleibt Frauen dabei?

In den letzten drei Jahrzehnten hat die Gynäkologie eine normgebende und gestalterische Aufgabe übernommen, die weiblichen Übergangsphasen zu interpretieren. Eva Schindele schreibt dazu: »Die heutige Gynäkologie normiert und pathologisiert weibliche Geschlechtlichkeit, trennt den weiblichen Körper vielfach von der Lebensgeschichte der Frauen ab, macht ihn zu einer Sache, die unter Kontrolle gehalten werden muss. Alles, was von der Norm abweicht, gilt als behandlungsbedürftig: Insbesondere in den letzten zwanzig Jahren ist die Tendenz zur Individualisierung und Vereinzelung zu beobachten, die ihren Ausdruck darin findet, dass Frauen in Zeiten der Veränderung einen Experten aufsuchen, der ihnen helfen soll Unsicherheit zu bewältigen, indem er oder sie die Verantwortung zu übernehmen anbietet, die Frau »sicher« durch die Verunsicherung und Umstellung zu begleiten. Was dabei geschieht, kann als Versachlichung und Reduktion eines überaus komplexen Geschehens auf einen medizinisch beherrschbaren Prozess beschrieben werden. Folge ist, dass auf diese Weise zunehmend gesunde weibliche Lebensphasen zu Krankheiten oder zumindest in riskante Lebensereignisse umgedeutet werden, die dringend der Beaufsichtigung und Behandlung durch die Gynäkologie bedürfen.« (4)

Diese Umdeutung weiblicher Lebenszyklen als riskante Ereignisse verführt jedoch die Frauen, sich der Medizin und ihren Versprechungen anzuvertrauen und so »mitzuspielen«.

Bei genauerem Hinschauen wird allerdings auch deutlich, dass sich hinter der Bemächtigung des weiblichen Körpers durch eine männlich dominierte Medizin auch der altbekannte Wunsch zu verbergen scheint, der Bedrohung durch das fremde Weibliche durch Abwertung zu begegnen. Die Geschichte der Medizin zum Thema Hysterektomie (Gebärmutterentfernung) ist hierfür ein eindrucksvolles Beispiel. Die Frau wird in ihrem Anders-sein nicht geschätzt, häufig wird sie als »unvollständiger, fehlerbehafteter« Mann betrachtet.

Pubertät: vom Mädchen zur Frau

Gerade die erste Blutung, die Menarche, ist ein wichtiger Einschnitt im Leben von Mädchen und Frauen. »Mit der Monatsblutung wird das Mädchen eingebunden in einen überpersönlichen Zyklus, der dem eigenen Leben Struktur gibt. Vorausgesetzt, sie lernt auf die Stimmen ihres eigenen Körpers zu hören, wird sie fortan wechselnde Formen ihrer Leiblichkeit wahrnehmen können. Dieser sich Monat für Monat wiederholende Rhythmus wird das Mädchen bis in die Wechseljahre begleiten und könnte ihr Sicherheit und Stärke vermitteln.« (5)

Doch statt dessen geraten Mädchen und Frauen genau durch ihre monatliche

Blutung in Konflikt mit gesellschaftlichen Normen: das Funktionieren ist gefragt – es bleibt kaum Möglichkeit, auf die Bedürfnisse des eigenen Körpers zu hören, sich darauf einzustellen. In der Folge stellt die Menstruation für Mädchen und Frauen häufig keine bereichernde Potenz, sondern eine Einschränkung dar, die wiederum mit Hilfe der Medizin, durch die Einnahme von Medikamenten, beherrscht werden soll. In der Zwischenzeit ist es gängig, Tabletten zur Menstruationsverschiebung einzunehmen, wenn der Zeitpunkt der »Mens« gerade nicht passend ist. Bedenkt man, dass gerade die Pubertät ein wichtiger Meilenstein für die Entwicklung der sexuellen Identität ist, so müssen wir uns fragen, welche Hilfestellungen Mädchen in dieser Zeit erfahren.

Ihre Mütter, die oft selbst davon geprägt sind, die Monatsblutung als ein unangenehmes Ereignis wahrzunehmen, werden die neugewonnene Fruchtbarkeit ihrer Töchter vielleicht sogar eher mit Sorge betrachten. Sie sehen sich häufig nicht in der Lage, die Monatsblutung als ein freudiges Ereignis zu begrüßen. In dieser Situation geben sie ihre Töchter immer öfter an »Experten« ab, und die Menarche wird zum Anlass, die Tochter dem Gynäkologen »vorzustellen«. Da in dem Besuch beim Arzt/der Ärztin die implizite Botschaft »Krankheit« steckt, lernen Mädchen von Anfang an, dass das, was einen Teil ihres Frauseins ausmacht, nicht gesund, sondern eher krank ist, zumindest potentiell krankheitsanfällig.

Hinzu kommt, dass die moderne Gynäkologie nicht müde wird, immer neue Normen aufzustellen, wie eine gesunde Frau beschaffen sein muss – die Kinder- und Jugendgynäkologie avancierte zum eigenen Forschungsschwerpunkt in der Gynäkologie. Die Auswirkungen sind u. a. die immer häufiger zu findenden Angebote so genannter Teenager-Sprechstunden in gynäkologischen Praxen. In einem von der Pharmaindustrie herausgegebenen Ratgeber für junge Mädchen heißt es: »Irgendwann kommt für dich der Zeitpunkt, wo du zum Frauenarzt gehen solltest. Dein Körper zeigt es dir. Du wirst erwachsen. Man sieht es dir deutlich an, dass aus dir eine Frau wird.« (6)

Ist das das moderne Ritual zur Einführung in die Welt der Erwachsenen?

Die »Angebote« der Medizin entwickeln sich eher zum »Muss« – der Gang zum Frauenarzt wird zweimal jährlich als obligatorisch empfohlen. Die Basis, die eigene Geschlechtlichkeit als kontrollbedürftig, die eigenen Sexualorgane als potentiell krankheitsanfällig zu betrachten, nicht eigenen körperlichen Signalen zu vertrauen, sondern dies in die Hand vermeintlicher Experten zu legen, ist somit früh gelegt und zur Sache eines Fachmanns/einer Fachfrau gemacht, der fortan regelmäßig bestätigen soll, ob und dass alles »gesund und normal« ist.

Schwangerschaft: jetzt Frau und Mutter

Schwangere Frauen sind beim ersten Kind meist erfahrungslos; sie haben selten Vorbilder und leben weder an Orten noch in Gemeinschaften noch in Familienverbänden, die ihnen helfen können, Orientierung und Vorbereitung auf diesen Lebensabschnitt zu finden. Besonders hier bietet sich die moderne Gynäkologie als fachlich kompetente Expertin an, die Sicherheit und Struktur in einer Phase verspricht, in der viele Frauen zwischen freudiger Erwartung, Angst und Verunsicherung schwanken. Die Medizin bietet sich den Frauen als Instanz an, die scheinbar Macht hat, für ein gesundes Baby zu sorgen. An dieser Konstruktion sind sowohl die Ärztinnen/die Ärzte, als auch die verunsicherten Frauen beteiligt. Beide Seiten bestärken einander in dem Glauben, dass bereits die Überwachung des Schwangerschaftsprozesses einen positiven Einfluss auf die Gesundheit des Kindes, den Schwangerschaftsverlauf und Geburtsgeschehen hat. Dazu schreibt Eva Schindele: »Dieser Vorgang hat den Charakter eines Beschwörungsrituals: Das Kind wird gesund, *weil* die Frau zum Arzt geht.« (7)

Was bedeutet das für das Erleben von Schwangerschaft, für die Entwicklung der Beziehung zwischen werdender Mutter und ihrem werdenden Kind? Meist beginnt die Entmutigung der Frau bereits bei ihrem ersten Besuch des Frauenarztes, wenn sie glaubt, schwanger zu sein. Der Arzt und seine Patientin vertrauen nicht auf die Wahrnehmung der Frau, darauf dass sie die Signale ihres Körpers richtig gedeutet hat, sondern suchen nach »objektiven« Beweisen durch Tests und Ultraschall. In dieser Handlung versteckt sich die Botschaft: »Nicht Deine Wahrnehmung ist relevant, sondern nur die objektiv testbaren Ergebnisse.« Diese medizinische Herangehensweise übersieht und ignoriert Sorgen, Probleme und Fragen der Frau bereits zu einem ganz frühen Zeitpunkt der Schwangerschaft und erschwert so für sie ihre Integration in das »Erleben Schwangerschaft« in geistiger und seelischer Hinsicht. Zudem wird sofort »das Kind« in den Mittelpunkt des Geschehens gerückt. Die Frau wird nunmehr mit der Verantwortung beladen, sich richtig und verantwortungsbewusst zu verhalten, um ein gesundes Wachstum ihres Kindes zu gewährleisten. Ihre eigenen Bedürfnisse und Ansprüche geraten vollständig aus dem Blickfeld, als ob es möglich ist, Mutter und Kind in ihren Befindlichkeiten in der Schwangerschaft zu trennen.

Der Ultraschall erzeugt zudem eine Realität, die den entwicklungsdynamischen Prozess einer Schwangerschaft vorwegnimmt. Das geschieht, indem das »Du«, das Kind, sonst erlebbar durch die ersten Kindsbewegungen, durch das Ultraschall-Bild bereits präsentiert wird, obwohl Frauen oft noch gar nicht das *Erleben* haben »ein Kind zu bekommen«, sondern über Tests nur das *Wissen* haben »schwanger zu sein«. Darüber hinaus erschwert die Ultraschalltechnik auch die Fähigkeit, über das körperlich-seelische Spüren in Kontakt mit dem werdenden Leben zu treten. Und »... dieses Bild, das die eigenen Imaginationen und mit ihnen auch das Vertrauen in die Kraft der inneren Bilder schwinden lässt, bedeutet Versicherung und Unsicherheit zugleich«, so die Hebamme und Ethnologin Angelica Ensel. (8)

Durch die Zunahme technischer Kontrollen beim Schwangerschaftsverlauf geschieht es, dass Frauen ihr sich verändernder Körper fremd wird und es ihnen schwer fällt, die seelischen und körperlichen Veränderungen in ihr Selbstbild zu integrieren. Dies kann zur Folge haben, dass die risikoorientierte Schwange-ren»vorsorge« selbst Risiken erzeugt. Mütterliche Erkrankungen wie vorzeitige Wehen und Frühgeburtlichkeit im zweiten Drittel der Schwangerschaft sowie Bluthochdruck (Gestose) im letzten Drittel der Schwangerschaft stehen hiermit in Zusammenhang. (9)

Ein so definierter Umgang mit der Schwangerschaft hat selbstverständlich auch Auswirkungen auf die Erwartungen, die eine schwangere Frau an die Geburt ihres Kindes hegt: Äußerten vor 10 Jahren Frauen noch den Wunsch nach einer selbstbestimmten Geburt, fordern heute Frauen mehr denn je den Einsatz von technischer Daueruüberwachung und Medikation. (10)

Unter dem Deck- und Rechtfertigungsmantel »Selbstbestimmung der Frau« zieht momentan die »Wunsch-Sectio« in die österreichischen, schweizer und süddeutschen Kreißsäle ein. Damit hat es die patriarchalisch geprägte Gynä-kologie geschafft, Schwangerschaft und Geburt eine Rolle zuzuweisen, die der ehemalige Vorsitzende der Gynäkologen Dietrich Berg in einem Gespräch so umschrieb: Die Geburt ist ein biologischer Vorgang, mit dem Ziel, einem bereits vorhandenen Menschen auf die Welt zu helfen. Es geht um die Erhaltung der Art, wobei im Mittelpunkt das Kind steht, nicht die Mutter.

Wechseljahre: älter, alt, zu alt?

Wechseljahre sind eine Zeit des Abschiednehmens und der Neuorientierung. Körperlich sind sie verbunden mit dem Ausbleiben der Menstruation, oft begleitet von Hitzewallungen, Müdigkeit und einer Vielzahl individuell ungewohnter und auch unangenehmer Änderungen in der Befindlichkeit – die aber nicht grundsätzlich Krankheitswert haben. Sozial gesehen fällt der Beginn der Wechseljahre in eine Zeit, in der die Kinder das Elternhaus verlassen. Frauen, die keine Kinder geboren haben, empfinden oft ein Ausgeklammert-sein aus der Generationenfolge, fürchten im Alter einsam zu sein. Vieles, was über viele Jahre selbstverständlich erschien, wird in Frage gestellt. Erlebbar wird die Endlichkeit des eigenen Lebens. Es wird Bilanz gezogen über Erreichtes und Nicht-Erreichtes.

Während diese »Wechselzeiten« durchaus eine große Chance für einen »reifen« Neubeginn darstellen, wird auch hier durch Medikalisierung in die Gestaltung weiblicher Lebensphasen eingegriffen. Veränderungen des Hormonhaushaltes werden – aus der Sicht der Medizin – nicht als normale Entwicklungsprozesse akzeptiert, sondern als Hormon*mangel* bezeichnet. Und: Ein Mangel ist ein Zustand, dem abgeholfen werden sollte.

Diese Umdeutung der Wechseljahre in ein krankhaftes Geschehen begann in den sechziger und siebziger Jahren in der Folge der Entwicklung von Medikamenten, die als Hormon»ersatz«therapie einem vorher definierten Mangel begegnen sollten. Frauen wird suggeriert, mit Hilfe der Hormonbehandlung nichts von ihren Wechseljahren zu spüren. Ihnen wird in der Werbung sogar verheißen, genau so zu bleiben, wie sie schon immer als junge Frauen waren: die Haut bleibt straff und glatt, die Schleimhäute feucht, die Vagina elastisch, die Stimmung positiv und ihre Energie unerschöpflich. Und so jubelt die Werbung – »Jede Frau hat in der Menopause eine Hormontherapie verdient«.

Neben dem Versprechen, die Hormonbehandlung sei gleichsam ein Jungbrunnen, wird auch der Nutzen der künstlichen Hormongabe zur Verhinderung von Osteoporose und der schützenden Wirkung vor einem Herzinfarkt angepriesen. Angeblich soll eine Hormonbehandlung auch noch vor Alzheimer schützen – dies ist jedoch an keiner Stelle bisher bewiesen.

Und genau hier wird – ähnlich wie in der Pubertät oder der Schwangerschaft – eine versteckte Drohung deutlich: wer keine Hormone in der Menopause schluckt, ist selbst daran schuld, wenn die Knochen schwinden, das Herz nicht mehr mitmacht oder zumindest aber die Frau sexuell unattraktiver als andere Frauen wird.

Die Umdeutung weibliche Lebenszyklen als riskante Ereignisse verführt Frauen, sich der Medizin und ihren Versprechungen anzuvertrauen. Die Medizin bietet sich als Mentor für die Gestaltung weiblicher Lebensphasen an. Dabei schwebt über allem die Aussage: wer die Angebote der Medizin nicht annimmt, ist ignorant und macht sich schuldig!

Und hinzu kommt: Daraus entsteht auch ein Dilemma für Mediziner und Medizinerinnen. Sie müssen mit Rechtsansprüchen ihrer Patientinnen rechnen, wenn sie nicht – wie zum Beispiel im Rahmen der Schwangerenbetreuung – *alle* im Mutterpass vorgegebenen Untersuchungen durchgeführt haben.

Bei einer jahrelangen Hormoneinnahme ist der Langzeitnutzen hinsichtlich ihres vorbeugenden, krankheitsmindernden Effektes nicht bewiesen. Es gibt sogar Hinweise auf schädigende Auswirkungen.

Ganz aktuell dazu: In den USA wurde 2002 die Studie der Women's Health Initiative (WHI) abgebrochen. Die Zwischenauswertung dieser Studie über Hormonbehandlung in und nach den Wechseljahren hatte ergeben, dass die langfristige Behandlung postmenopausaler Frauen mit Östrogen-Gestagen-Kombination das Risiko von Brustkrebs, koronarer Herzkrankheit, Schlaganfall und Lungenembolie erhöht. Insgesamt sei der Schaden größer als der Nutzen. Die Ergebnisse der Studie stellen gängige Empfehlungen zur Hormonsubstitution infrage. (11)

Im Zusammenhang dieser Aussagen kann eindeutige Propaganda von Medizinern und Pharmaproduzenten für Hormonbehandlungen nur verwundern. Immer mehr Frauen reagieren auch mit Skepsis. So beklagen Mediziner auf internationalen Kongressen die schlechte Compliance der Frauen: 20 bis 30 % der Frauen lösen ihr Rezept gar nicht ein, etwa die gleiche Anzahl bricht die Behandlung nach wenigen Monaten ab und 10 % nehmen die Hormone nur unregelmäßig ein. (12)

Aber wir würden unrealistisch argumentieren, wenn wir vor allem ärztliches Sicherungsbedürfnis, wissenschaftliche Ignoranz und Profitdenken oder gesellschaftliche Vorstellungen für die zunehmende Inanspruchnahme medizinischer Entwicklungen verantwortlich machten.

Es gäbe nicht diesen ungebrochen instrumentellen Umgang mit dem Frauenkörper, wenn Frauen dies nicht auch akzeptieren oder sogar fordern würden. Als selbstbewusste Konsumentin des pharma-medizinischen Marktes, aus Gründen der Selbstbestimmung – *mein Körper gehört mir*, Wunscherfüllung oder erhoffter Vermeidung von Risiken.

Im Sinne der Erkenntnisse der Frauengesundheitsbewegung ist es richtiger, Frauen zu ermutigen und zu stärken, *selbst-bewusst* die Zeichen ihrer Wechselzeiten zu beobachten. Frauen sollten die Zusammenhänge ihres persönlichen Wohlbefindens herausfinden und zu allen Zeiten ihres Lebens versuchen, sich ihre körperlichen und seelischen Bedürfnisse weitgehend zu erfüllen.

Aber wir brauchen ebenso gesellschaftliche Diskurse mit allen Beteiligten: Mit WissenschaftlerInnen, BefürworterInnen und KritikerInnen, mit politisch Entscheidenden auf allen Ebenen und mit Frauen, um mit dem Thema »medizinischer Fortschritt und seine Auswirkungen« sensibel und kritisch umzugehen.

Wir brauchen die Diskussion mit Frauen, die alternative Vorstellungen von Gesunderhaltung haben, müssen uns aber auch mit den gesellschaftlich angepassten, arrivierten Frauen verständigen, die eine eher instrumentelle Körperwahrnehmung haben. Die z. B. *selbst-verständlich* und *selbst-bewusst* die Angebote der Reproduktionstechnik – etwa im Sinne eines Angebots im »Bauchladenprinzips« – für sich in Anspruch nehmen und für ein uneingeschränktes Recht auf medizinische Manipulation plädieren.

Alle Lebensphasen, auch die Wechseljahre, das Älterwerden, sind eine Chance zur Weiterentwicklung und keine Zeit des Mangels. Dies scheint um so wichtiger, als Frauen heute eine Lebenserwartung von über 80 Jahren haben. Die Wechseljahre finden in einer Zeit statt, in der ein Drittel ihres Lebens noch vor den Frauen liegt. Das bietet Chancen für neue und andere Verhaltensvielfalt mit der Kompetenz des Alters. Das kann auch Angst machen, vor allem in einer Kultur wie der unsrigen, in der jugendliche Attraktivität das Ideal ist.

Für die befriedigende Neugestaltung aller Lebensabschnitte gibt es keine einfachen, vorgefertigten Lösungen. Die zu lebenden Problemfelder sind mit den Jahren andere, nicht gerade einfachere geworden. Nutzen wir dabei unsere ganz eigenen Erfahrungen, unsere Befähigung zur Beziehungsbildung und sozialen »Fitness«.

Es wird – wie alle gesellschaftlichen Aushandlungsprozesse – ein schwieriger Weg der Annäherung und Verständigung sein, einen gemeinsamen Nenner zu finden, besonders unter dem Entwicklungsdruck moderner Medizin. Aber es gilt neue gesellschaftliche Konventionen zu finden, die als gesetzlich anerkannte Spielregeln den Umgang mit den Angeboten einer »schönen neuen Welt« menschen- und frauengerecht ordnen.

Wir brauchen eine frauengesundheitspolitische Debatte, in der die heutige Frauengesundheitsbewegung ihren gesellschaftspolitischen Standort neu definiert. Um dies zu erreichen, ist intellektuelle Interdisziplinarität in der Analyse und im Verstehen der Themen nötig. Ich bin der Meinung, dass niemand, auch keine Fachdisziplin, für sich allein den Erklärungs- und Bewertungsanspruch reklamieren kann. Eine Verständigung über den Wert oder die Gefahren durch neue Medizinangebote kann nicht verordnet werden. Sie ist ein Prozess von zu entwickelnder Wertschätzung, vom Finden einer gemeinsamen Sprache und gesellschaftlicher Vereinbarungen.

Das Selbstbestimmungsrecht von Frauen ist aber erst dann realistisch gesichert, wenn Frauen Entscheidungen ihres Lebens in Frei-Räumen ohne Erwartungsdruck und ohne die missbräuchliche Darstellung von Angst schürenden Daten treffen können. Wir brauchen aufklärende Informationen über Wirkungen und Auswirkungen von medizinischer Einflussnahme auf unseren Körper. Und ganz allgemein – so meine ich – brauchen wir eine Erziehung zum Maßvollen: dazu gehören auch der Verzicht auf »ewige Jugend« und garantierte Gesundheit für uns und unsere Nachkommen.

Literatur

1 Stolzenberg, Regina: 1998, Die Sehnsucht nach Ganzheit und Gleichheit – Einige Fragen und Antworten zur Standortbe stimmung der Frauengesundheitsbewegung. In: Beiträge zur feministischen Theorie und Praxis 49/50.
2 Deutscher Bundestag, Frauenspezifische Gesundheitsversorgung, Drucksache 14/ 3858.
3 Bundesministerium für Familie, Senioren, Frauen und Jugend, Bericht zur gesundheitlichen Situation von Frauen in Deutschland, Schriftenreihe Band 209.

4 Eva Schindele, Pfusch an der Frau, 1993.

5 Ebenda.

6 Cilag – Pharmafirma – Werbeplakat, 2000.

7 Eva Schindele, Schwangerschaft. Zwischen guter Hoffnung und medizinischem Risiko, 1995.

8 Angelica Ensel, Deutsche Hebammenzeitschrift, 6/94.

9 Ulrike Hauffe, unveröffentlichtes Manuskript, 1993.

10 Angelica Ensel, ebenda.

11 Siehe: Deutsches Ärzteblatt online, Unzumutbare Risiken der langfristigen Hormonersatztherapie, Juli 2002.

12 Deutsche Ärztezeitung, 12/94.

Gabriele Meyer, Ingrid Mühlhauser

Der Hormon-Trugschluss
– Sexualhormone (Östrogene/Gestagene) in der Meno-/Postmenopause zur Krankheitsverhütung und Lebensverlängerung

Ursprünge der Forderungen nach einer Langzeittherapie mit Sexualhormonen[1] in der Meno-/Postmenopause

Im Jahr 1963 erschien der manifestartige Artikel vom Frauenarzt Robert A. Wilson und seiner Frau, der Krankenschwester, Thelma A. Wilson aus dem Department of Obstetrics and Gynecology of the Methodist Hospital of Brooklyn, New York, mit dem Titel »The fate of the nontreated postmenopausal woman: a plea for the maintenance of adequate estrogen from puberty to the grave« (1). Die Abbildung einer leicht gebückten Frau mittleren Alters mit einfacher Kleidung und Handtäschchen untertitelten sie mit den Worten »Typical appearance of the desexed women found on our streets today. They pass unnoticed and, in turn, notice little« (Abb. 1). In ihrem Artikel plädieren sie für die lebenslange Behandlung postmenopausaler Frauen mit Östrogenen als universales Heilmittel vermeintlich gesundheitlicher und sozialer Folgen der Menopause. Zum damaligen Zeitpunkt lagen keinerlei wissenschaftliche Beweise für einen möglichen Nutzen oder Risiken einer Langzeitbehandlung mit Östrogenen vor.

Die ersten, in den folgenden Jahren publizierten Analysen aus großen Beobachtungsstudien[2] deuteten auf ein erhöhtes Risiko für Herzkreislaufkomplikationen, insbesondere für Schlaganfälle, von Östrogenanwenderinnen hin (2). Das Coronary Drug Project aus den 60er/70er Jahren bestätigte dies, allerdings vorerst in einer Population von Männern. Diese waren nach Herzinfarkt mit Östrogenen behandelt worden, um einem erneuten Herzinfarkt vorzubeugen.

---

1 Der Artikel beschränkt sich auf die Behandlung mit Östrogenen bzw. Östrogenen in Kombination mit Gestagenen.
2 In einer Beobachtungsstudie bzw. Kohortenstudie wird eine Gruppe von Personen über einen bestimmten Zeitraum beobachtet und Subgruppen mit verschiedenen Merkmalen im Hinblick auf ihren Gesundheitszustand verglichen, z.B. die Häufigkeit von Herzinfarkten zwischen Frauen, die Östrogene/Gestagene einnehmen, und Frauen, die solche Medikamente nicht anwenden.

Das Gegenteil war jedoch der Fall. Die mit Östrogenen behandelten Männer hatten mehr Herzkreislaufkomplikationen als die mit einem Scheinmedikament behandelten Männer (3). In Folge befanden sich in Lehrbüchern und Beipackzetteln Warnhinweise, dass Frauen mit Diabetes, Bluthochdruck, Fettstoffwechselstörungen oder Neigung zu Thrombosen nicht mit Hormonpräparaten behandelt werden sollten.

Aus weiteren experimentellen Studien unter Laborbedingungen sowie Kurzzeitstudien von üblicherweise maximal wenigen Wochen und kleinen Gruppen von Frauen wurde abgeleitet, dass Östrogene sich günstig auf Blutfette und verschiedene andere physiologische Parameter auswirken (2,4). Die anfangs beobachteten unerwünschten Effekte wurden auf zu hohe Hormondosierungen zurückgeführt. Mögliche positive Wirkungen auf verschiedenste Organe wurden postuliert und eine breite Anwendung der Hormone zur Krankheitsverhütung und Lebensverlängerung propagiert (2). Die aus wissenschaftlicher Sicht für einen Wirksamkeitsnachweis von Therapieoptionen unverzichtbaren sog. randomisiert-kontrollierten Studien[3] mit ausreichend großen Studiengruppen, ausreichend langer Beobachtungszeit und validen Ergebnisparametern, wie z. B. Tod durch Herzinfarkt, wurden nicht durchgeführt (2,4).

Seit Mitte der 80er Jahre wurden zunehmend weitere Beobachtungsstudien publiziert, in denen Hunderte bis Tausende von Frauen über viele Jahre beobachtet wurden. Zu dieser Zeit waren bereits niedriger dosierte Östrogenpräparate in Verwendung. In diesen Studien zeigte sich im Gegensatz zu den frühen Untersuchungen, dass Hormonanwenderinnen ein ca. 35–50 % geringeres Risiko hatten, Herzkreislaufkomplikationen zu erleiden (2,5). Nicht berücksichtigt wurde, dass Beobachtungsstudien in ihrer Aussagekraft limitiert sind. Sie sind nicht geeignet, Kausalzusammenhänge nachzuweisen, sondern können lediglich zur Formulierung wissenschaftlicher Hypothesen dienen, deren Gültigkeit in randomisiert-kontrollierten Studien verifiziert werden muss. Zahlreiche methodisch-kritische Arbeiten wiesen auf bedeutsame Verzerrungen in den Beobachtungsstudien hin, die selbst durch beste statistische Verfahren nicht beseitigt werden können (2,4,5). Die meisten Studien wurden in den USA durchgeführt, wo überwiegend Frauen aus höheren sozialen Schichten Sexualhormone einnehmen. Es konnte gezeigt werden, dass Hormonanwenderinnen im Vergleich zu Nichtanwenderinnen gesünder und gesundheitsbewusster sind sowie über einen höheren Bildungsstand verfügen. Allein durch diese Merkmale haben sie ein erheblich niedrigeres Risiko, an Herzkreislauferkrankungen

---

3 In einer randomisiert-kontrollierten Studie werden Studienteilnehmer nach dem Zufallsverfahren verschiedenen Therapieformen zugeordnet, so z. B. der Östrogen/Gestagen-Gruppe und der Scheinmedikament-Gruppe. Dadurch lassen sich bekannte und unbekannte Faktoren (z. B. Risikofaktoren für Herzkreislaufkomplikationen) auf die Studiengruppen gleichmäßig verteilen und ihr störender Einfluss auf die Ergebnisse der Studie minimieren.

(sowie Krebserkrankungen) zu sterben, und damit eine höhere Lebenserwartung als altersentsprechende Frauen, die keine Hormone anwenden (2,5).

Wissenschaftlicher Beweis für den Nutzen bzw. fehlenden Nutzen der meno-/postmenopausalen Gabe von Östrogenen/Gestagenen

Erst 1998 wurde die erste randomisiert-kontrollierte Studie mit einer ausreichend großen Zahl von Frauen und einer ausreichend langen Studiendauer publiziert. In dieser Studie, der sog. Heart and Estrogen/progestin Replacement Study (HERS), wurde der Einfluss einer Kombinationsbehandlung von einem Östrogen mit einem Gestagen auf das Auftreten von Herzkreislaufkomplikationen und die Sterberate bei älteren Frauen untersucht, die schon einen Herzinfarkt hatten oder bei denen eine koronare Herzkrankheit dokumentiert war (6). Im Gegensatz zu den Beobachtungsstudien fand sich hier nach 4 Jahren kein Unterschied in der Prognose zwischen Frauen, die einem Scheinmedikament (Placebo) zugeteilt waren und Frauen, denen Hormone verabreicht wurden. Im ersten Jahr waren in der Hormongruppe jedoch mehr Frauen verstorben oder hatten eine Herzkreislaufkomplikation erlitten. Andere bekannte Nebenwirkungen wie Thrombosen oder Gallenblasenerkrankungen waren auch in dieser Studie bei Hormonanwenderinnen häufiger zu finden als bei Frauen, die keine Hormone einnahmen (siehe Tabelle 1).

Die Analyse der Ergebnisse aus HERS führte zu der Annahme, dass nach anfänglicher Zunahme der Komplikationen durch die Hormoneinnahme ein günstiger Effekt erst nach längerer Beobachtung der Frauen sichtbar sein könnte. Die Nachfolgestudie HERS II, an der 93 % der am Ende von HERS überlebenden Frauen teilnahmen, wurde jedoch kürzlich nach ca. 3 Jahren weiterer Beobachtungszeit vorzeitig beendet (7). HERS II bestätigte, dass postmenopausale Frauen mit dokumentierter Herzkrankheit auch bei längerer Nachbeobachtung keinen Schutz vor Herzkreislaufkomplikationen durch Hormoneinnahme zu erwarten haben.

In der US-amerikanischen Women's Health Initiative (WHI) mit 16.608 postmenopausalen Frauen ohne Herzkrankheit und einer geplanten Beobachtungszeit von ca. 8,5 Jahren fanden sich bei Zwischenauswertungen nach 2 und 3 Jahren zunächst Tendenzen zu einer Zunahme von Herzkreislaufkomplikationen, Schlaganfällen und Thrombosen (8). Kürzlich wurde die Untersuchung nach ca. 5 Jahren Beobachtungszeit vorzeitig gestoppt, da in der Gruppe der Hormonanwenderinnen vermehrt invasive Brustkrebserkrankungen zu verzeichnen waren und sich die Zunahme von Herzinfarkten, Schlaganfällen und Thromboembolien unter Hormoneinnahme bestätigte (9). Trotz eines poten-

ziellen Nutzens der Hormone hinsichtlich Osteoporose-assoziierter Knochenbrüche und Dickdarmkrebs wurde insgesamt eine negative Nutzen-Schaden-
Bilanz registriert. Tabelle 2 illustriert die Ergebnisse aus der WHI-Studie. Ein
weiterer Studienarm der WHI-Studie, der die Wirksamkeit der alleinigen Ös-
trogentherapie bei Frauen ohne Gebärmutter untersucht, wird noch weiterge-
führt.

Weitere kleinere randomisiert-kontrollierte Studien mit kurzer Beobachtungszeit verweisen ebenfalls auf eine Erhöhung der Herzkreislaufkomplikationen und eben nicht auf eine Abnahme (2,10,11).

Für die Verabreichung von Östrogenen/Gestagenen in der Meno-/Postme-
nopause wurden über die günstige Beeinflussung der Herzkrankheit hinaus vor
allem präventive Effekte für die Entwicklung und das Fortschreiten von Osteoporose propagiert. Zudem sollen Hormone bei Erkrankungen der Harnwege,
der Sexualorgane, bei der Alzheimerschen Erkrankung und Demenz helfen
sowie vor Schlaganfällen und Dickdarmkrebs schützen (12).

Für die klassischen Menopause-Beschwerden Hitzewallungen und Nachtschweiß konnte der Wirksamkeitsnachweis für die Sexualhormone erbracht
werden (13). Ohne Behandlung verschwinden die Beschwerden meist innerhalb
von 1 bis 2 Jahren. Nach Absetzen der Hormonmedikation können die Beschwerden wieder auftreten. Bislang ist nicht geklärt, wie lange Sexualhormone
verabreicht werden müssen, um eine dauerhafte Beschwerdefreiheit zu erzielen.
Zudem ist der durch Placebo erwirkte Effekt bei Menopause-Beschwerden bereits beträchtlich (13). Frauen, die mit Placebo behandelt wurden hatten am
Ende der Studien nur mehr halb so viele Hitzewallungen als zu Beginn der
Studien. Im Vergleich zu Placebo führte die Behandlung mit Hormonen zu einer
Abnahme der Hitzewallungen um etwa 70 %. Auch die Intensität der Hitze-
wallungen nahm ab.

Ein Beispiel:

Eine Gruppe von Frauen hat in einem bestimmten Zeitraum 1000 Hitzewallungen. Unter Placebo sinkt die Anzahl der Hitzewallungen auf 500. Mit Hor-
mon-Behandlung sinkt die Anzahl der Hitzewallungen auf 150.

Die Nebenwirkungen wurden in den genannten Untersuchungen unzurei-
chend untersucht. Folgende Fragen konnten nicht beantwortet werden: Wirksamkeit einer Kombination von Östrogenen mit Gestagenen im Vergleich zu
Östrogen allein. Wirksamkeit und Sicherheit unterschiedlicher Dosierungen
oder Unterschiede zwischen verschiedenen Präparaten. Unterschiede zwischen
Tabletten und anderen Anwendungsformen, z.B. Pflaster.

Für andere Beschwerden, sofern sie nicht unmittelbare Folgen von Hitzewallungen und Nachtschweiß sind, wurde bislang kein Wirksamkeitsnachweis
für Östrogene/Gestagene erbracht, insbesondere nicht für Erkrankungen der
Gelenke und Muskeln. Auch der Nachweis für den (längeren) Erhalt eines ju-

gendlichen Aussehens – insbesondere von Haut und Haaren – steht aus. Belegt
ist der fehlende Nutzen der Östrogene/Gestagene zur Behandlung von Depressionen (12).

Nach der Menopause wird die Scheidenwand dünner und trockener (Vaginalatrophie). Dadurch begünstigte Beschwerden lassen sich vorübergehend
bessern durch Östrogen, verabreicht als Scheidenzäpfchen oder geschluckt als
Tabletten. Auch Scheinmedikamente führen schon zu einer deutlichen Besserung. Blasenschwäche lässt sich entgegen aller Behauptungen durch Sexualhormone nicht beheben. Der Nutzen in der Behandlung bestimmter Formen von
Blasenentzündungen (Harnwegsinfekten) ist nicht ausreichend belegt (12).

In zahlreichen Studien wurde gezeigt, dass Sexualhormone die Knochendichte erhöhen (12). Bislang lagen jedoch keine aussagekräftigen randomisiertkontrollierten Studien vor, die eindeutig einen Nutzen für die Vermeidung klinisch bedeutsamer Knochenbrüche, von Buckelbildung oder des Kleinerwerdens belegen konnten (12,14,15). Bei Wirksamkeit müsste die Behandlung
vermutlich lebenslänglich fortgesetzt werden (2,12). Die Analyse der Ergebnisse
aus HERS II zeigte keinen Nutzen in der Prävention von Knochenbrüchen durch
Einnahme von Hormonen (16). Widersprüchlich dazu stellen sich die Ergebnisse der WHI-Studie dar, die einen Nutzen hinsichtlich der Vermeidung
Osteoporose-assoziierter Knochenbrüche durch Reduktion des Risikos für
Hormonanwenderinnen um 24 % aufzeigte. Für die Rate der Hüftfrakturen war
in der Hormongruppe eine relative Risikoreduktion um ein Drittel zu verzeichnen (9) (Tabelle 2).

Eher unwahrscheinlich ist ein günstiger Effekt von Östrogenen/Gestagenen
auf Gedächtnisverlust und Demenz. Eine Meta-Analyse[4] aus Beobachtungs- und
sog. Fall-Kontroll-Studien[5] ergab zwar, dass bei Hormonanwenderinnen weniger Gedächtnisstörungen nachweisbar waren (17). Ähnlich wie bei den propagierten positiven Wirkungen auf das Herzkreislaufsystem ließen sich diese
Zusammenhänge in methodisch guten randomisiert-kontrollierten Studien
bisher nicht bestätigen (18).

Auch bei Schlaganfall scheinen Östrogene/Gestagene eher zu schaden als zu
nützen (2,8,19). Bislang ebenfalls nicht ausreichend belegt war ein Effekt von
postmenopausalen Östrogenen/Gestagenen auf Darmkrebs (12,20). Die WHI-Studie zeigte demgegenüber als erste aussagekräftige randomisiert-kontrollierte
Studie einen Nutzen der Hormone. Das relative Risiko, an Darmkrebs zu er-

---

4 Eine Meta-Analyse fasst mit statistischen Methoden die Ergebnisse verschiedener Studien
  zusammen.
5 Eine Fall-Kontroll-Studie ist eine vergleichende Untersuchung von Erkrankten und Gesunden. So z. B. die vergleichende Untersuchung von an Brustkrebs erkrankten Frauen und nicht
  an Brustkrebs erkrankten Frauen. Es wird untersucht, durch welche Exposition die Erkrankten (Fallgruppe) sich von den Gesunden (Kontrollgruppe) unterscheiden.

kranken, wurde durch Einnahme der Hormone um 37 % reduziert (9). Dieser Effekt wurde als Trend auch durch die Ergebnisse aus HERS belegt (6). Tabelle 3 stellt die wissenschaftliche Beweislage für die postulierten Effekte zusammen.

Unerwünschte Wirkungen der meno-/postmenopausalen Östrogene/Gestagene

Bislang waren keine ausreichend großen randomisiert-kontrollierten Studien zur Beurteilung des Risikos von Brustkrebs bei Anwendung von Östrogenen/ Gestagenen vorhanden. Eine Meta-Analyse aus Beobachtungsstudien und Fall-Kontroll-Studien errechnete ein um 35 % erhöhtes relatives Risiko von invasivem Brustkrebs bei postmenopausaler Einnahme von Östrogenen über 5 Jahre und länger (21). Es ergab sich der Verdacht, dass die Kombination von Östrogen mit einem Gestagen dieses Risiko noch weiter erhöht (22). Die Ergebnisse der WHI-Studie belegten ein um 26 % erhöhtes relatives Risiko für Hormonanwenderinnen, an Brustkrebs zu erkranken, und bestätigen somit den anhand von Ergebnissen aus Beobachtungsstudien vermuteten Schaden (9). HERS und HERS II unterstützen bei allerdings kleinen Fallzahlen die Beweislage für ein erhöhtes Brustkrebsrisiko unter Einnahme von Hormonen (6,16).

Ein Zusammenhang von Eierstockkrebs und der Einnahme von Sexualhormonen in der Postmenopause wurde mehrfach beschrieben, ob dieser ursächlich ist, kann zur Zeit nicht sicher beurteilt werden. Ergebnisse einer kürzlich veröffentlichten Beobachtungsstudie legen nahe, dass insbesondere Frauen, die über einen Zeitraum von 10 Jahren oder länger Östrogenmonopräparate einnahmen, ein erhöhtes Risiko hatten, an Eierstockkrebs zu erkranken (23). Das gleiche gilt für das Risiko, an Asthma zu erkranken und ein möglicherweise erhöhtes Risiko für sog. »trockene Augen« (24). Unerwünschte Wirkungen wie Blutungen und Brustschmerz sind belegt (25). Die alleinige Gabe von Östrogenen, wie in US-amerikanischen Studien überwiegend untersucht, ist wegen des Risikos von Gebärmutterkarzinomen in Deutschland nur für Frauen nach Gebärmutterentfernung zugelassen. Statt dessen sind Östrogen/Gestagen-Kombinationen zu verwenden (2,12). In Tabelle 4 ist die wissenschaftliche Beweislage für unerwünschte Wirkungen einer Behandlung mit Östrogenen/Gestagenen in der Meno-/Postmenopause zusammengestellt.

Proklamation der Östrogene/Gestagene in der Meno-/Postmenopause bei gleichzeitig fehlender wissenschaftlicher Grundlage

In Deutschland forderten Anfang der 90er Jahre Meinungsbildner der Frauenärzteschaft nachdrücklich die breite Anwendung von Sexualhormonen zur
Krankheitsverhütung und Lebensverlängerung, insbesondere für Frauen mit
erhöhtem Risiko für Herzkreislauferkrankungen (2). In Konsensuspapieren
wurde eine Streichung bzw. Änderung der Kontraindikationen in den Beipackzetteln gefordert. Die Verabreichung von postmenopausalen Sexualhormonen fand breiten Konsens trotz fehlendem Wirksamkeitsnachweis (2,4).

In Übereinstimmung mit kritischen Analysen aus dem anglo-amerikani-
schen Raum wurde auch in der deutschsprachigen medizinisch-wissenschaft-
lichen Literatur die fehlende wissenschaftliche Grundlage der Forderungen der
Frauenärzteschaft aufgezeigt (2,4). Eine Unterstützung der kritischen Auseinandersetzung seitens der Universitäten blieb jedoch aus.

In den Praxen der Frauenärzte, aber auch anderer Arztgruppen, wurden
während der letzten 10 Jahre die Frauen zum Teil massiv unter Entscheidungs-
druck gesetzt, sich Langzeitbehandlungen mit Östrogen/Gestagen-Präparaten
zu unterziehen. Die Notwendigkeit solcher Therapien wurde im wesentlichen
mit der Verhütung von Herzkreislauferkrankungen, der Vorbeugung und Behandlung von Osteoporose und Gedächtnisverlust begründet (2,4,12). Die
Bindung der Frauen an die Frauenärzte wurde dadurch zementiert. Neben der
Rezeptausstellung mit jedem Abrechnungsquartal hatten sich die Frauen im
Abstand von etwa 6 Monaten Untersuchungen der Gebärmutter und der Brüste
zu unterziehen, um etwaige Karzinome als mögliche Nebenwirkungen einer
Hormonbehandlung im Frühstadium diagnostizieren zu können. Die entsprechenden negativen Folgen derartiger Untersuchungen mit den zu erwartenden
falsch negativen und falsch positiven Befunden und folgenden Eingriffen
mussten als Teil der Behandlung mit Sexualhormonen akzeptiert werden. Dies
ist umso bedenklicher als z.B. die Mammographie als Früherkennungsuntersuchung bei Hormonanwenderinnen noch deutlich schlechter ist als bei
Nichtanwenderinnen.

Ethische Grundsätze des Informationsprozesses für therapeutische und diagnostische Entscheidungen

Das britische General Medical Council hat 1999 ethische Grundsätze für den Informationsprozess formuliert, der Patienten und Verbrauchern garantieren soll, vor diagnostischen Maßnahmen und Behandlungen angemessen informiert zu werden. Konsumenten von Gesundheitsleistungen soll somit eine informierte Entscheidung für oder gegen die Akzeptanz der vorgeschlagenen Eingriffe ermöglicht werden. Beim Angebot von therapeutischen Maßnahmen ist es demnach unerlässlich, über die Prognose im Falle des Verzichts auf die Behandlung (natürlicher Verlauf der Erkrankung) zu informieren. Für die in Rede stehenden und alternative Therapieoptionen sind Wirkungen und Nebenwirkungen, Unsicherheiten und Risiken, medizinische, soziale und finanzielle Folgen (Kollateral-Effekte) quantitativ darzustellen. Die Leitlinien des General Medical Council empfehlen ausdrücklich, dass vor einem diagnostischen Eingriff bzw. einer Früherkennungsuntersuchung nicht nur der Zweck der Untersuchung erklärt werden muss, sondern auch die Wahrscheinlichkeiten für falsch negative und falsch positive Ergebnisse. Des weiteren haben die Betroffenen Anspruch auf Information über die eventuelle (interdisziplinäre) Planung des weiteren Verfahrens, zu Unterstützungs- und Beratungs-Angeboten. Die Informationen müssen Wissenschafts-(Beweis)-basiert sein und verständlich und ausgewogen dargeboten werden (z.B. Angaben von Häufigkeiten anstelle von Relativ-Prozenten) und auf die relevanten Endpunkte (für den Patienten von Bedeutung) ausgerichtet sein. Den Betroffenen muss ausreichend Zeit für die Entscheidung gegeben werden. Finanzielle Interessen und Abhängigkeiten seitens des Therapeuten oder der von ihm vertretenen Institution(en) sind den Betroffenen offen zu legen. Die Wahrscheinlichkeit, dass die Betroffenen aufgrund der Information die Untersuchung bzw. Behandlung ablehnen mögen, darf keinesfalls ein Grund dafür sein, die entsprechenden Daten vorzuenthalten (26).

Demzufolge hätten die Frauen über das Fehlen wissenschaftlicher Beweise für die Wirksamkeit aber auch das Ausmaß möglicher unerwünschter Langzeitfolgen der Verabreichung von Sexualhormonen informiert werden müssen, einschließlich der diagnostischen Folgeeingriffe. Die Informationen zur Behandlung mit Sexualhormonen waren und sind hingegen durchweg irreführend, beliebig, fragmentarisch, unverständlich und interessensabhängig. Ein typisches Beispiel hierfür fand sich in einer sog. Patienteninformation, die in verschiedenen Frauenarztpraxen in Nordrhein-Westfalen auslag (27). Die Information, die unter der Überschrift »Hormone und Krebs« Frauen zu Meldungen in den Medien über eine mögliche Zunahme von Brustkrebs im Zusammenhang mit der Einnahme von hormonhaltigen Medikamenten aufklären sollte, berichtete wissenschaftliche Daten in unterschiedlicher Weise zu Brustkrebs, als einer möglichen Nebenwirkung der Hormonbehandlung, und Darmkrebs, für den eine Schutzfunktion durch die Hormone postuliert wurde. In Tabelle 5 ist ein Textausschnitt wörtlich wiedergegeben. Alle Daten, sowohl jene für den Brustkrebs als auch jene für den Darmkrebs beziehen sich auf vergleichbare Studien, nämlich Beobachtungsstudien mit der bereits erwähnten limitierten Aussagekraft. Für den Brustkrebs wurden die Daten als »*möglicherweise (..)* *minimale Zunahme*« beschrieben. Für die Brustkrebsdaten wird verschwiegen, dass es sich nur um die sog. invasiv wachsenden Fälle von Brustkrebs handelt, beim Dickdarmkrebs jedoch um alle Fälle, auch die noch lokalisierten Formen. Zur Darstellung werden sog. natürliche Häufigkeiten mit der Referenzpopulation aller altersentsprechenden gesunden Frauen angegeben, wodurch der Eindruck einer nur geringen Zunahme an Brustkrebsfällen impliziert wird (6 Promille oder 6 auf Tausend). Die Angaben zum Darmkrebs werden als »erhebliche Schutzfunktion« beschrieben. Zur Angabe des Ausmaßes der »nachgewiesenen« Schutzfunktion werden sog. Relativprozent benutzt. Dabei ist die Referenzpopulation die Gruppe der an Dickdarmkrebs Erkrankten (bis über 50 %).

Aufgrund der zum Zeitpunkt der Erstellung der Patienteninformation fehlenden randomisiert-kontrollierten Studien waren beide Angaben rein spekulativ. Keine war »weniger möglich« oder »nachgewiesener« als die andere. Die korrekte Darstellungsweise wäre die Angabe der Daten als natürliche Häufigkeiten mit der altersentsprechenden Gruppe aller gesunden Frauen als Referenzpopulation.

Eine umfassende, Patienten-relevante Ergebnisparameter berücksichtigende sowie Patienten-gerecht aufbereitete Information bezüglich des Nutzens und Schadens der postmenopausalen Hormoneinnahme müsste basierend auf der derzeitig besten wissenschaftlichen Beweislage aus der WHI-Studie (9) folgendermaßen aussehen: Von 10.000 Frauen, die Placebo einnehmen, erkranken pro Jahr ungefähr 30 Frauen an invasivem Brustkrebs. Im Vergleich dazu erkranken von 10.000 Frauen, die Hormone einnehmen, zusätzlich 8 Frauen mehr an invasivem Brustkrebs. Von den 10.000 Frauen, die Hormone einnehmen, erleiden pro Jahr zusätzlich 7 einen Herzinfarkt, 8 zusätzlich einen Schlaganfall und 18 haben mit therapiebedingten Thrombosen zu rechnen. Dem erhöhten Risiko für Brustkrebs, Herzinfarkt, Schlaganfall und Thrombosen steht eine Verminderung des Risikos, an Dickdarmkrebs zu erkranken (6/10.000) und eine Hüftfraktur zu erleiden (5/10.000), gegenüber (Tabelle 2).

Das Beispiel der in Frauenarztpraxen ausliegenden sog. Patienteninformation spiegelt das Bestreben der interessensabhängigen Informationsverteiler wider um eine geschönte, manipulierte Darstellung wissenschaftlicher Daten.

Polarisierungen in der Debatte um meno-/postmenopausale Östrogene/Gestagene

Selbst nach Publikation einer zunehmend größeren Anzahl von validen wissenschaftlichen Studien, die die fehlende Wirksamkeit von Sexualhormonen bzw. die unerwünschten Wirkungen belegen, scheinen die Meinungsbildner der Frauenärzteschaft immer noch nicht bereit zu sein, von der Propagierung positiver Effekte der postmenopausalen Sexualhormone abzulassen.

So wurde Ende 2000 in der Zeitschrift »Frauenarzt« (28) und im »Deutschen Ärzteblatt« (29) in einer gemeinsamen Stellungnahme der Deutschen Gesellschaft für Gynäkologie und Geburtshilfe und anverwandter Ärztegesellschaften weiterhin behauptet, dass die

> »Sterblichkeit postmenopausaler Frauen durch eine Hormonsubstitution um circa 50 Prozent gesenkt wird, was in erster Linie auf die günstigen Auswirkungen der Östrogenpräparate auf das Herzkreislaufsystem zurückzuführen ist. Selbst die von Karzinomen abhängige Sterberate wird durch die Hormonsubstitution um etwa 30 Prozent verringert, wobei dies auch für Frauen mit einem Mammakarzinom in der Familienanamnese gilt« (29).

In Anbetracht der bereits vorliegenden Studien bzw. der fehlenden wissenschaftlichen Beweise für die Gesamt- bzw. Karzinomsterblichkeit sind diese Behauptungen schlechthin als falsch zu bewerten.

In 2001 wurden ebenfalls in der Zeitschrift »Frauenarzt« in polemischer und persönlich diffamierender Weise weiterhin die wissenschaftlichen Erkenntnisse negiert, die Verunsicherung der Frauen durch »unsere Gegner« beklagt und der Nutzen der postmenopausalen Sexualhormone mit regressiven Argumenten verteidigt (30). So heißt es u.a.: »Mit über 1.000 in vitro- und in vivo-experimentellen Studien werden die kardiovaskulären Wirkungen der Sexualsteroide zu den am besten untersuchten endokrin-pharmakologischen Paradigmen« (31).

Im Rahmen eines auf der Homepage der Deutschen Menopausegesellschaft verzeichneten Aufsatzes wird als Konsequenz der zunehmenden wissenschaftlichen Beweislage gegen die Wirksamkeit der Östrogene/Gestagene bei Herzkreislauferkrankungen nicht etwa angeraten, eine solche nicht mehr anzubieten, sondern proklamiert als »Voraussetzung für das Erreichen von günstigen Wirkungen (..) generell eine individuelle Hormonbehandlung, die möglichst von Frauenärztinnen und Frauenärzten kontrolliert werden sollte« durchzuführen (32).

Diese Argumentation wird auch von anderen führenden Protagonisten der Hormonbehandlung benutzt, wie dem Wiener Professor Dr. Dr. Johannes Huber. Sinngemäß postuliert er, dass alle jene Studien, die nicht die erhofften Ergebnisse erbracht hatten, eben mit nicht angemessenen Behandlungsstrategien durchgeführt wurden. Wenn nur die Auswahl, Kombination und Dosierung der verschiedenen Sexualhormone genau richtig wären, dann würde es auch die gewünschten Wirkungen und keine Nebenwirkungen geben. Die genaue Auswahl der Therapie könne jedoch nur der einzelne Arzt mittels Hormonspiegelmessungen für jede Frau individuell treffen (33). Selbst nach Veröffentlichung von HERS II und der WHI-Studie wird an der Argumentation festgehalten, dass die US-amerikanischen Studienergebnisse nicht auf europäische Verhältnisse übertragbar seien und die in Europa geübte sorgfältigere Umgangsweise mit Hormonen die belegten Komplikationen verhindern würde: »Bei uns bekommen nur die Patientinnen die Hormone, die diese auch benötigen (…) und zwar in der richtigen Zusammensetzung und Dosis« (34). Ärzte wie Herr Huber versuchen auf diese Weise ihre Behandlungen als Ausdruck ihrer »ärztlichen Kunst« der wissenschaftlichen Überprüfbarkeit zu entziehen. Dies ist eine Regression des wissenschaftlichen Denkens und Handelns auf die Ebene des »autistisch undisziplinierten Denkens« wie es Eugen Bleuler Anfang des letzten Jahrhunderts schon so trefflich beschrieben und beklagt hat (35). Zukünftig soll gar durch Genanalysen festgestellt werden für welche Frau welche Hormonkombination am günstigsten ist (36). Jedoch auch individuell dosierte Hormonmischungen, sei es aufgrund von Hormonspiegelmessungen oder in Zukunft von Genomanalysen, müssen in randomisiert-kontrollierten Langzeitstudien auf Wirksamkeit und Sicherheit überprüft werden. Eugen Bleuler beklagte, dass das autistisch-undisziplinierte Denken in der Medizin nicht durch Logik zu überwinden sei. Es suche nicht die Wahrheit, sondern die Erfüllung von Wünschen (35). Von diesen gibt es ja bekanntlich eine Menge sowohl seitens der Frauen, der Ärzteschaft und der Pharmaindustrie.

Prüfung der Wirksamkeit und Sicherheit von Medikamenten nach Zulassung

Wie können die nötigen Untersuchungen eingefordert werden, um Wirksamkeit und Sicherheit von Medikamenten ausreichend gut zu dokumentieren? Für die Zulassung neuer Medikamente auf dem deutschen Markt sind bisher keine Langzeitstudien nötig. Die Einschätzung der Wirksamkeit eines Medikamentes sowie der Nebenwirkungen wie ein gehäuftes Auftreten von Brustkrebs und die Bewertung des Ausmaßes einer Zunahme von unerwünschten Wirkungen ist jedoch nur möglich, wenn Langzeitstudien mit ausreichend großen Teilnehmerzahlen vorgelegt werden. Derartige Studien werden in den USA und zum Teil in Europäischen Ländern auch durch öffentliche Gelder bezahlt. In Deutschland ist für die Durchführung solcher Studien bisher ausschließlich die Pharmaindustrie verantwortlich. Diese ist jedoch oftmals nicht geneigt, die nötigen Studien zu finanzieren. Erhebliche Einflussnahmen auf die Studienplanung durch die Pharmaindustrie sind bekannt. Der Druck auf die Industrie zur Finanzierung der Studien ist nicht ausreichend, da die Mehrheit der Meinungsbildner, einschließlich der universitären Experten oftmals selbst nicht an einer wissenschaftlichen Absicherung der Verkaufsargumente interessiert erscheinen (4,37).

Wir haben früher bereits vorgeschlagen zur Finanzierung von Studien zur Absicherung von Medikamentenwirkungen einen Fond bei einer Bundes- oder Europabehörde einzurichten, in der die Parteien des Gesundheitswesens einzahlen (Pharmaindustrie, Kassen, Regierung), um aus diesem notwendige unabhängige Studien zu finanzieren. Dabei sollte man sich auf die Untersuchung von Medikamenten beschränken, von denen eine relevanter Fortschritt zu erwarten ist (37).

Die zunehmend für die Behandlung mit Sexualhormonen in der Meno-/Postmenopause vorliegenden Studien lassen einen relevanten Fortschritt nicht erkennen. Aus diesem Grund scheint es auch nicht gerechtfertigt, für die Untersuchung des Brustkrebsrisikos unter Hormonanwendung öffentliche Gelder für eine Fall-Kontroll-Studie bereit zu stellen. Es liegen bereits zahlreiche Beobachtungs- und Fall-Kontroll-Studien zu dieser Frage vor. Eine valide Abschätzung des Ausmaßes des Brustkrebsrisikos ist jedoch nur durch randomisiert-kontrollierte Studien möglich. Eine derartige Studie stellt die WHI dar, deren ernüchternde Ergebnisse für den vorzeitig beendeten Studienarm mit 16.608 postmenopausalen Frauen mit intakter Gebärmutter nunmehr publiziert vorliegen. Selbst durch diese Studie wird sich jedoch nicht klären lassen, ob und in welchem Umfang Unterschiede im Brustkrebsrisiko zwischen den verschiedenen Gestagen-Präparate, Dosierungen bzw. Verabreichungsformen bestehen. Die Markteinführung verschiedener Wirkstoffe aus der Gruppe der Östrogene bzw. Gestagene ist weniger ein medizinisches Bedürfnis als vielmehr ein Marketingkonzept, da jede Pharmafirma bestrebt ist, ihre eigenen Wirkstoffe zu vertreiben. Es ist davon auszugehen, dass auch nur geringe Unterschiede zwischen den Wirkstoffen einer Substanzklasse erhebliche Unterschiede in den Wirkungen bzw. unerwünschten Wirkungen nach sich ziehen können. So wird postuliert, dass Testosteron-betonte Gestagene eine stärkere Brustkrebs-induzierende Wirkung haben könnten als sog. Progestagen-betonte Gestagene. Daraus ergibt sich, dass für jeden einzelnen neuen Wirkstoff bzw. jede Wirkstoffkombination und Verabreichungsform entsprechende Langzeitstudien nötig wären (12,37). Anstatt diese mit öffentlichen Geldern zu fördern, wäre es im Falle der Sexualhormonbehandlungen, als lifestyle Medikamenten, vonnöten die Studien von den Pharmafirmen einzufordern. Ansonsten könnte ohne Verlust auf diese Medikamente verzichtet werden.

Literatur

1. Wilson RA, Wilson TA: The fate of the nontreated postmenopausal woman: a plea for the maintenance of adequate estrogen from puberty to the grave. JAGS 11 (1963):347–362
2. Mühlhauser I, Kimmerle R, Berger M: Langzeittherapie mit Sexualhormonen zur Krankheitsverhütung und Lebensverlängerung in der Postmenopause. Offene Fragen unter besonderer Berücksichtigung des Diabetes mellitus. arznei-telegramm 4 (1995):37–44
3. Coronary Drug Project Research Group: The Coronary Drug Project. Findings leading to discontinuation of the 2,5-mg/day estrogen group. JAMA 226 (1973):652–657
4. Mühlhauser I, Berger M: Surrogat-Marker: Trugschlüsse. Dtsch Ärztebl 93 (1996):A-3280–3283
5. Barrett-Connor E: Hormone replacement therapy. BMJ 317 (1998):457–461
6. Hulley S, Grady D, Bush T, et al. for the Heart and Estrogen/progestin Replacement Study (HERS) Research Group: Randomized trial of estrogen plus progestin for secondary prevention of coronary heart disease in postmenopausal women. JAMA 280 (1998):605–613
7. Grady D, Herrington D, Bittner V, et al. for the HERS Research Group: Cardiovascular disease outcomes during 6.8 years of hormone therapy. Heart and Estrogen/progestin Replacement Study follow-up (HERS II). JAMA 288 (2002):49–57
8. Manson JE, Martin KA: Postmenopausal hormone-replacement therapy. NEJM 345 (2001):34–40
9. Writing Group for the Women's Health Initiative Investigators: Risks and benefits of estrogen plus progestin in healthy postmenopausal women. Principal results from the Women's Health Initiative randomized controlled trial. JAMA 288 (2002):321–333
10. Hemminki E, McPherson K: Impact of postmenopausal hormone therapy on cardiovascular events and cancer: pooled data from clinical trials. BMJ 315 (1997):149–153
11. Hemminki E, McPherson K: Value of drug-licensing documents in studying the effect of postmenopausal hormone therapy on cardiovascular disease. Lancet 355 (2000):566–569
12. Mühlhauser I, Meyer G: Die so genannte Hormonersatztherapie in der Meno-/Postmenopaue. Z Allg Med 76 (2000):497–501
13. MacLennan A, Lester S, Moore V. Oral oestrogen replacement therapy versus placebo for hot flushes (Cochrane Review). In: The Cochrane Library, Issue 2, 2002. Oxford: Update Software
14. Torgerson DJ, Bell-Syer SEM: Hormone replacement therapy and prevention of nonvertebral fractures. JAMA 285 (2001):2891–2897
15. Altman DG: A meta-analysis of hormone replacement therapy for fracture prevention, letter. JAMA 286 (2001):2096–2097
16. Hulley S, Furberg C, Barrett-Connor E, et al. for the HERS Research Group: Non-cardiovascular disease outcomes during 6.8 years of hormone therapy. Heart and Estrogen/progestin Replacement Study follow-up (HERS II). JAMA 288 (2002):58–66
17. LeBlanc ES, Janowsky J, Chan BKS, et al.: Hormone replacement therapy and cognition. JAMA 285 (2001):1489–1499
18. Mulnard RA, Cotman CW, Kawas C, et al.: Estrogen replacement therapy for treatment of mild to moderate Alzheimer disease. JAMA 283 (2000):1007–1015
19. Simon JA, Hsia J, Cauley JA, et al.: Postmenopausal hormone therapy and risk of stroke: The Heart and Estrogen-progestin Replacement Study (HERS). Circulation 103 (2001):638–642
20. Barrett-Connor E, Stuenkel CA: Hormone replacement therapy (HRT) – risks and benefits. Int J Epidem 30 (2001):423–426
21. Collaborative Group on Hormonal Factors in Breast Cancer: Breast cancer and hormone replacement therapy: collaborative reanalysis of data from 51 epidemiological studies of 52 705 women with breast cancer and 108 411 women without breast cancer. Lancet 350 (1997):1047–1059

22. Schairer C, Lubin J, Troisi R, et al.: Menopausal estrogen and estrogen-progestin replacement therapy and breast cancer risk. JAMA 283 (2000):485–491

23. Lacey JV, Mink PJ, Lubin JH, et al.: Menopausal hormone replacement therapy and risk of ovarian cancer. JAMA 288 (2002):334–341

24. Schaumberg DA, Buring JE, Sullivan DA, et al.: Hormone replacement therapy and dry eye syndrome. JAMA 286 (2001):2114–2119

25. Lethaby A, Farquhar C, Sarkis A, et al.: Hormone replacement therapy in postmenopausal women: endometrial hyperplasia and irregular bleeding (Cochrane Review). In: *The Cochrane Library,* Issue 2, 2002. Oxford: Update Software

26. General Medical Council: Protecting patients, guiding doctors. Seeking patients' consent: the ethical considerations. www.gmc-uk.org, Zugang am 16.12.01

27. Gynäkologischer Qualitätszirkel: Hormone und Krebs. Eine aktuelle Information. Unveröffentlichtes Informationsblatt, ohne Jahr und Ort

28. Gemeinsame Stellungnahme zu »Östrogene und Krebsrisiko in Deutschland« (Greiser et al.). Frauenarzt 41 (2000):1129–1134

29. Gemeinsame Stellungnahme der Fachgesellschaften zu dem Beitrag von Klaus Koch im DÄ 33 vom 18. August 2000: Hormonersatz-Therapie. Rechnung mit dem Unbekannten. Dtsch Ärztebl 97 (2000):A-2512–2516

30. Anonym: Der Spiegel hat es wieder mal gewusst. Frauenarzt 42 (2001):1080–1081

31. Teichmann AT, Mueck AO: Arbeitsgemeinschaft SiKus des BVF. Stellungnahme zum Spiegel-Artikel »Die große Hormonblamage«. Frauenarzt 42 (2001):1074–1078

32. http://www.menopause-gesellschaft.de: Herz/Kreislauf-Erkrankungen und Hormonersatztherapie, Zugang am 30.11.01

33. Huber J: Geschlechtshormone oft falsch angewendet. Ersatztherapie bei Frauen entspricht kaum physiologischen Erfordernissen. FAZ, 14.3.2001

34. http://diestandard.at: Hormonsubstitution auch in Österreich umstritten. »Absolut kein Grund zur Besorgnis« versus »Langzeiteinnahme kann sehr problematisch sein«, Zugang am 17.7.2002

35. Bleuler E: Das autistisch-undisziplinierte Denken in der Medizin und seine Überwindung. Berlin, Heidelberg, New York: Springer, 1976, vierter Neudruck der 5. Auflage

36. Tempfer C, Schneeberger C, Huber JC: Postmenopausale HRT und Genpolymorphismen – aktuelle Datenlage. Frauenarzt 43 (2002):786–792

37. Berger M, Mühlhauser I: Wirksamkeit von Medikamenten muss auch nach Zulassung geprüft werden. Dtsch Ärztebl 97 (2000):A-154–156

Tabelle 1. Ergebnisse einer Behandlung über 4 Jahre mit Östrogen/Gestagen im Vergleich zu Placebo von Frauen im Alter von 55 bis 80 Jahren mit koronarer Herzkrankheit (6)

Anzahl Frauen	Placebo	Östrogen/Gestagen
Gesamtgruppe	1383	1380
Frauen mit KHK-Ereignis*	176	172
Davon im 1. Studienjahr	38	57
Frauen mit Thromboembolie	12	34
Frauen mit Gallenblasenoperation	62	84
Verstorben	123	131
Frauen mit Brustkrebsdiagnose	25	32
Frauen mit Hüftfraktur	11	12

* KHK = Koronare Herzkrankheit
Ereignis = Herzinfarkt oder Tod durch KHK

Tabelle 2. Ergebnisse einer Behandlung über 5 Jahre mit Östrogen/Gestagen im Vergleich zu Placebo von gesunden Frauen im Alter von 50 bis 79 Jahren (nach Ref. 9, bezogen auf je 10 000 Frauen)

Anzahl Frauen	Placebo	Östrogen/Gestagen	Unterschied
Gesamtgruppe	10 000	10 000	pro 10 000
Frauen mit KHK-Ereignis*	150	185	+35
Frauen mit Schlaganfall	105	145	+40
Frauen mit Thromboembolie	80	170	+90
Alle Herz-Kreislauf-Erkrankungen	*660*	*785*	*+125*
Frauen mit invasivem Brustkrebs	150	190	+40
Frauen mit Darmkrebs	80	50	−30
Alle Krebsarten	*555*	*570*	*+15[†]*
Frauen mit Hüftfraktur	75	50	−25
Frauen mit Wirbelkörperfraktur	75	45	−30
Knochenbrüche gesamt	*955*	*735*	*−220*
Verstorben	265	260	−5[†]

˙ KHK = Koronare Herzkrankheit
Ereignis = Herzinfarkt oder Tod durch KHK
† Diese Unterschiede sind statistisch nicht signifikant, das heißt, sie können in Wahrheit auch gegenteilig sein.

Der Unsicherheitsbereich für die einzelnen Ergebnisse ist nicht mitangegeben, der Wert für KHK Ereignisse zwischen 2 pro 10 000 Frauen und 76 pro 10 000 Frauen liegen, der wahrscheinlichste Unterschied liegt jedoch bei etwa 35 pro 10 000 Frauen.

Die Auswirkungen auf Herz-Kreislauf treten sofort mit Beginn der Behandlung auf, die Auswirkungen auf Krebserkrankungen werden erst nach 3 bis 4 Jahren deutlich.

Tabelle 3. Wissenschaftlicher Beweis durch aussagekräftige randomisiert-kontrollierte Studien für postulierte Wirkungen einer Behandlung mit Östrogenen/Gestagenen in der Meno-/Postmenopause (Stand 2002)

Postulierte Wirkung	Wissenschaftlicher Wirksamkeitsnachweis
Hitzewallungen, Nachtschweiß	erbracht
Vaginalschleimhaut	erbracht
Harninkontinenz	widerlegt
Harnwegsinfektion	unsicher
Gelenkserkrankungen	fehlt
Depression	widerlegt
Haut, Haare	fehlt
Günstiger Einfluss auf den Verlauf einer koronaren Herzkrankheit	widerlegt
Vorbeugung einer koronaren Herzkrankheit	widerlegt
Günstiger Einfluss auf den Verlauf eines Schlaganfalls	widerlegt
Vorbeugung eines Schlaganfalls	widerlegt
Osteoporose	erbracht
Alzheimer-Erkrankung	widerlegt
Vorbeugung von Alzheimer	fehlt
Dickdarmkrebs	erbracht

Tabelle 4. Stärke des wissenschaftlichen Beweises für unerwünschte Wirkungen einer Behandlung mit Östrogenen/Gestagenen in der Meno-/Postmenopause (Stand 2002)

	Stärke des wissenschaftlichen Beweises
Thromboembolien	sicher
Gallenblasenkrankheiten	sicher
Gebärmutterkrebs*	sicher
Brustkrebs	sicher
Beschwerden	
Blutungen	sicher
Brustschmerzen	sicher
Andere	
Eierstockkrebs	möglich
Asthma	möglich
Trockene Augen	möglich

* bei alleiniger Gabe von Östrogenen

Tabelle 5. Hormone und Krebs – Auszug aus einem Informationsblatt für Frauen in gynäkologischen Praxen in Nordrhein-Westfalen (27)

Brustkrebs
Zur Zeit gibt es weltweit etwa 60 große Forschungsstudien über dieses Thema. Die Ergebnisse sind nicht eindeutig. Eine Zusammenfassung aller dieser Studien zeigt *möglicherweise** eine minimale Zunahme der Brustkrebshäufigkeit:

Normalerweise entwickeln etwa 60 von 1000 Frauen in ihrem Leben eine Brustkrebs-erkrankung; nach einer 10-jährigen Therapie sind es etwa 6 Frauen mehr, d. h. das Risiko steigt möglicherweise um 6 Promille (6 auf Tausend) an. Zugleich ist aber auch nachgewiesen, daß diese Brustkrebserkrankungen unter hormonaler Therapie früher entdeckt werden, weniger streuen und weniger bösartig sind, so daß die Prognose deutlich besser ist.

Andere Krebsformen
Der relativ häufige *Dickdarmkrebs** wird durch eine Hormongabe nicht nur nicht ge-fördert, sondern man konnte sogar eine erhebliche Schutzfunktion (bis über 50 %) nachweisen, d. h. Frauen unter hormoneller Therapie entwickeln nur halb so häufig einen Dickdarmkrebs.

* *hervorgehoben im Originaltext*

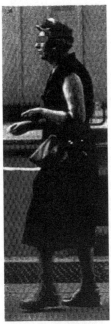

Abb. 1. Mit freundlicher Genehmigung des Journal of the American Geriatrics Association, Blackwell Publishing.

Magda Telus

Vom wünschenden Subjekt zur Rohstoff-Lieferantin – Frauen als Klientinnen der Reproduktionsmedizin aus der Sicht der Kritischen Diskursanalyse

>»Die unbewussten Motive und Triebkräfte im reproduktions- und biomedizinischen Fortschritt werden viel zu wenig reflektiert und bewusst gemacht. Die Kultur- und Geisteswissenschaften sollten das Thema verstärkt aufgreifen, denn auch diese Dimensionen gehören auf den Tisch.«
>Regine Kolleg[1]

1991 baten mich eine Ärztin und eine Journalistin aus Polen, ihnen Hormonpräparate für eine In-vitro-Fertilisation (IVF) zu besorgen. Sie hatten es eilig, denn sie fürchteten, im postkommunistischen Polen würde durch den wachsenden Einfluss der Katholischen Kirche die IVF verboten werden. Diesen Frauen galt meine volle Solidarität. Für mich war klar, dass Frauen das Recht darauf haben, den wissenschaftlichen Fortschritt für sich zu nutzen.

Sieben Jahre später war ich selbst Klientin der Reproduktionsmedizin. Die Behandlung führte nicht zum Kind, sondern zu einem Tumor am Eierstock, der operativ entfernt werden musste. Aus einem gesunden Menschen wurde ich zur Patientin. Dass die Berührung mit dem Fortschritt einen solchen Ausgang haben würde, überraschte mich schmerzhaft. Niemand hatte mich gewarnt – nicht die Mediziner und nicht die Medien.[2]

Diese persönliche Geschichte führt mich zu einer Reihe von Fragen. Warum lassen Frauen Dinge mit sich machen, die ihre Gesundheit gefährden? Was wissen die Klientinnen der Reproduktionsmedizin über die gesundheitlichen Risiken, die sie auf sich nehmen? Sind Frauen in Sterilitätsbehandlung autonome wünschende Subjekte oder aber passive Teilnehmerinnen des größten Forschungsprojekts der Moderne, des Projekts »Mensch«?

---

1 In einem Interview: Austragen statt töten. In: Die Zeit 21 (17.5.2001), S. 37. Regine Kollek unterrichtet Biologie an der Universität Hamburg mit dem Schwerpunkt Technikfolgenabschätzung der modernen Biotechnologie in der Medizin. Sie ist Mitglied im Nationalen Ethikrat.
2 Meine Erfahrungen schildere ich in: Telus, Magda: Trauma statt Baby. In: Gen-ethischer Informationsdienst 139 (April/Mai 2000), 21–24. Nach dreijährigem Regressverfahren stellte die Gutachterkommission der Ärztekammer Nordrhein einen Behandlungsfehler fest. Die Behandlung sei »medizinisch nicht indiziert« gewesen, heißt es in dem Bescheid der Kommission.

Das Wissen und das Nicht-Wissen-Wollen

Die Wahrscheinlichkeit einer Lebendgeburt nach IVF liegt bei 14 % pro be-
handeltem Zyklus.[3] Die Wahrscheinlichkeit eines gesundheitlichen Schadens bei
der behandelten Frau lässt sich mangels entsprechender Studien nicht beziffern.
Die Technologie der assistierten Fortpflanzung »became widely used without
comprehensive assessment of its efficacy and safety«, die Einführung dieser
Technologie in die klinische Praxis sei eher »technology-driven [...] than
evidence-based«, heißt es in der angesehenen medizinischen Zeitschrift »The
Lancet«.[4] Folgende gesundheitliche Gefahren werden in der reproduktionsmedizinischen Fachliteratur genannt: das auf Ansammlung von Wasser im Gewebe
beruhende Überstimulationssyndrom, das zu Embolie und Herzinfarkt führen
kann, vorzeitiges Erlöschen der Ovarialfunktion (verfrühte Menopause), mögliche Verletzungen und Entzündungen bei der Follikelpunktion, das Narkose-
risiko, der Verdacht auf karzinogene Wirkung der stimulierenden Substanzen,
eine erhöhte Rate an Extrauteringraviditäten und Mehrlingsschwangerschaften
sowie eine hohe Abortrate.[5] Selten wird an die bis heute unaufgeklärten Todesfälle bei Follikelentnahme erinnert.[6] Mastopathie und die Zunahme von
Endometriose finden genauso wenig Beachtung wie die Tatsache, dass durch
Stimulationen Zysten und Verwachsungen entstehen können, die sich nicht
spontan zurückbilden. Diese Zysten und Verwachsungen müssen ggf. operativ
entfernt werden, was zum Verlust der Ovare, zur Beschädigung der Tuben u.ä.
führen kann.

Es ist bezeichnend, dass sich das volle Ausmaß dieser Schäden nicht beur-
teilen lässt. Nachsorge und Langzeitstudien haben bislang keinen Eingang in das
Selbstverständnis der Reproduktionsmedizin gefunden. In einer Art zeitge-
nössischer Wissensarcheologie lassen sich jedoch immer mehr Verdachtsmo-
mente aufdecken. In persönlichen Gesprächen, im Internet und in vereinzelten
Erfahrungsberichten in Frauenzeitschriften werden immer wieder negative ge-

---

3 Vgl. Klimm, Rolf: Ernüchternde Bilanz. In: Deutsches Ärzteblatt 10/99 (8.3.2002), S. 621;
  Klimm zitiert aus Human Reproduction 15/12 (2000).
4 Evers, Johannes L. H.: Female subfertility. In: The Lancet 360 (13.7.2002), 151–159, hier
  S. 157.
5 S. z. B.: Diedrich, Klaus (ed.): Weibliche Sterilität. Ursachen, Diagnostik und Therapie. Berlin
  u.a.: Springer 1998; Ders. (ed.): Endokrinologie und Reproduktionsmedizin III. München
  u.a.: Urban & Schwarzenberg 4. 1998.
6 Barbian, Elke u. Giselind Berg: Die Technisierung der Zeugung. Die Entwicklung der In–vitro-
  Fertilisation in der Bundesrepublik Deutschland. Pfaffenweiler: Centaurus 1997, S. 220; Berg,
  Giselind: Die Entwicklung der In–vitro-Fertilisation und ihrer Modifikationen. In: Get-
  ethisches Netzwerk u. Gabriele Pichlhofer (eds.): Grenzverschiebungen. Politische und
  ethische Aspekte der Fortpflanzungsmedizin. Frankfurt: Mabuse 1999, 27–47, hier S. 34.
  Barbian beziffert die Todesfälle auf 18 und zitiert dabei Klein, R.: IVF research: a question of
  feministic ethics. In: Reproductive and Genetic Engineering 3/3 (1999), 243–251, hier S. 246.

sundheitliche Folgen der Sterilitätsbehandlung bei Frauen geschildert. Beratungsstellen wie das Beratungsnetzwerk Kinderwunsch Deutschland oder die Beratungsstelle der Diakonie Württemberg zur pränatalen Diagnostik gehen auf dieses Thema verstärkt ein. Organisationen wie der Deutsche Ärztinnenbund, Arbeitskreis Frauengesundheit in Medizin, Psychotherapie und Gesellschaft oder das Frauenforum Reprokult setzen sich u. a. dafür ein, dass die gesundheitlichen Gefahren, denen Frauen in reproduktionsmedizinischen Behandlungen ausgesetzt werden, bei politischen Beratungen etwa über die Embryonen- und Stammzellforschung bedacht werden. Genau dies jedoch geschieht seltsamerweise nicht.

Weder in den von mir untersuchten Leitmedien wie »Die Zeit« und »Der Spiegel«, noch z. B. in der Enquetekommission des Bundestags oder im Nationalen Ethikrat hat jemand je die Frage danach ausformuliert, ob es angesichts der gesundheitlichen Schäden bei behandelten Frauen gerechtfertigt sei, die gesellschaftliche Praxis der Reproduktionsmedizin fortzusetzen. Diese Frage wäre auch im Hinblick auf die niedrigen Geburtenraten berechtigt und möglicherweise führe sie zu der Antwort, dass für eine Fortsetzung der Nutzen zu klein und die Kosten zu hoch seien. Politik und Gesellschaft verhalten sich aber so, als ob der rege Zulauf zu reproduktionsmedizinischen Zentren die Reproduktionsmedizin ausreichend legitimieren würde. Selbst kritische feministische Stimmen verstummen vor der Tatsache, dass es Frauen sind, die offensichtlich bereitwillig die reproduktionsmedizinischen Mühen auf sich nehmen.[7]

In diesem Beitrag setze ich mich kritisch auseinander mit dem Argument, Reproduktionsmedizin sei gut, weil sie von immer mehr Frauen in Anspruch genommen werde. Ich zeige, wie die aktuellen gesellschaftlichen Diskurse über Familie als Wert (und in einer Umkehrung über Kinderlosigkeit als Krankheit) sowie Reproduktionsmedizin als Inbegriff des biomedizinischen Fortschritts es Frauen praktisch unmöglich machen, sich bei ungewollter Kinderlosigkeit gegen Reproduktionsmedizin zu entscheiden. Mit wenigen Ausnahmen geht es hierbei nicht um einen Zwang im Sinne einer Machtausübung über Frauen. Vielmehr geht es darum, dass mit diskursiven Mitteln eine Normalität geschaffen wird, zu der es gehört, an ungewollter Kinderlosigkeit zu verzweifeln und die Bereitschaft zu entwickeln, alles zu tun, um zu einem eigenen Kind zu kommen. Ferner gehört es zu dieser Normalität an das menschliche Können zu glauben, darunter

---

7 Vgl. die Ratlosigkeit, mit der Monika Fränznick ihren Beitrag über die »Verheißungen der Reproduktionsmedizin« abschließt: »Wie gehen wir mit der Dominanz der Reproduktionsmedizin bei ungewollter Kinderlosigkeit um, ohne in einer ablehnenden Position zu verharren, die an der gesellschaftlichen Realität und vor allem an den betroffenen Frauen vorbei geht?« In: Fränznick, Monika: Verheißungen der Reproduktionsmedizin – Hoffnungen der Frauen. In: Get-ethisches Netzwerk u. Gabriele Pichlhofer (eds.): Grenzverschiebungen. Politische und ethische Aspekte der Fortpflanzungsmedizin. Frankfurt: Mabuse 1999, 117–129.

an das medizinische Können, Menschen zu zeugen. Darüber hinaus ist der entscheidende Punkt dieser Normalität, dass die Frage nach reproduktionsmedizinischen Gefahren für Frauen nicht gestellt wird.

Berichte von Frauen in diskursiven Nischen

Während des Symposiums »Fortpflanzungsmedizin in Deutschland« in Berlin im Mai 2000 schilderte ich die gesundheitlichen Schäden, die mir durch drei verhältnismäßig milde Hormonstimulationen entstanden waren. Ich war keine eingeladene Rednerin, die Gesundheit der Frauen war auf dem Symposium kein Thema und mein Auftritt eine Art Skandal[8]. Ich belegte die Vernachlässigung dieses Themas in der Forschung mit Zahlen: In der deutschen Fachzeitschrift »Reproduktionsmedizin« erschien 1999 kein einziger Beitrag darüber, in der Zeitschrift »Fertility And Sterility« widmeten sich den Risiken für Frauen 30 von insgesamt 337 Artikeln, darunter wurde eine einzige Langzeitstudie vorgestellt.[9] In der Diskussion meldete sich eine Frau zu Wort, die seit zehn Jahren in Behandlung war. Vor dem Panel hatte sie mir erzählt, sie hätte chronische Unterleibschmerzen und könnte deshalb nicht arbeiten gehen. Im Plenum sagte sie etwas anderes: Sie habe wunderbare Ärzte, habe volles Vertrauen und sei mit der Behandlung sehr zufrieden. Ich deute dies als eine Abwehrreaktion: Diese Frau wollte von den Gefahren, die sie auf sich genommen hatte, nichts wissen.

Für die gesellschaftliche Distribution des Wissens und Unwissens über die iatrogenen Schäden nach Sterilitätsbehandlung ist es eben charakteristisch, dass die Betroffenen selbst kein Interesse daran haben, sich das volle Ausmaß dieser Schäden einzugestehen. Zwar beeinflusst die Einnahme der stimulierenden Medikamente das Körpergefühl der Frauen negativ und die meisten der behandelten Frauen werden eine Ahnung davon entwickeln, dass ihnen die Prozedur schaden kann. Dennoch: Entscheiden sie sich für die Fortsetzung der Behandlung, werden sie dazu neigen, diese Ahnung zu verdrängen, um weitermachen zu können. Dies um so mehr, als dass von Frauen weiterhin Opferbereitschaft und Leidensfähigkeit erwartet werden.[10]

---

8 Veranstalter war das Bundesministerium für Gesundheit. Das Programm war in sieben Fragen gegliedert, unter anderem nach dem neuen gesellschaftlichen Bild der Frau – aber eben nicht nach dem Zustand ihrer Eierstöcke nach mehrfachen Hormonstimulationen.

9 Potashnik, G. et al.: Fertility drugs and the risk of breast and ovarian cancers: results of a long-term follow-up study – a population-based case-control study. In: Fertility And Sterility 71/5 (Mai 1999), 853–859.

10 Dies wird unter anderem durch Untersuchung der Schulbücher bestätigt, vgl. Lindner, Victoria u. Helmut Lukesch: Geschlechterrollen-Stereotype im deutschen Schulbuch. Eine inhaltsanalytische Untersuchung von Schulbüchern für Grund-, Haupt- und Realschulen der Fächer Deutsch, Mathematik, Heimat- und Sachkunde sowie Religionslehre in Bayern,

In diesem Fall versagt der übliche Mechanismus der Abschätzung von Risiken in einer demokratischen Gesellschaft, demnach die erste Warnung von den unmittelbar Betroffenen erwartet werden kann und die Fortsetzung einer gesellschaftlichen Praxis im Umkehrschluss ihre Unbedenklichkeit beglaubigt. Das Ausschalten dieses Mechanismus wird begünstigt durch die Art, wie in der Öffentlichkeit Reproduktionsmedizin dargestellt wird. In dieser Darstellung tauchen Fragezeichen nur in Bezug auf den Embryo, nicht aber in Bezug auf die Frau auf. Erfahrungsberichte von Frauen finden sich in der Diskussion über die assistierte Reproduktion nur vereinzelt in den so genannten diskursiven Nischen wie Frauenzeitschriften oder feministische Studien, zum Beispiel:

> »Insemination. [...] Ein schreckliches Gefühl. Es zeigt sich, dass alles umsonst war. Ich fühle mich furchtbar erniedrigt. [...] Wir erzählen unseren Bekannten nichts davon. [...] Ich möchte nicht, dass sich meine Kinder jemals als ›Sonderlinge‹ aus dem Reagenzglas fühlen.« Szamocka, Małgorzata: Szansa i dylemat. Z pamiłtnika Marii [Chance und Dilemma. Aus dem Tagebuch Marias]. In: Uroda 4 (April 1999), 100–103, hier S. 101 und S. 102 (Dt. – M.T.)

> »Ich erhöhte die Hormondosis. Mußte mir jeden Abend Spritzen in den Bauch drücken. Obwohl ich Krankenschwester bin, hat mich das riesige Überwindung gekostet. Es tat weh. Ich fühle mich wie eine Zuckerkranke. Wie eine Kuh, die unbedingt kalben soll. Es ist eine unnatürliche Manipulation des Körpers. [...] Ich habe jetzt 17 Kilo zugenommen durch die Hormone.« Aufgezeichnet in: Müller, Andrea: Hoffen auf ein Baby... In: Brigitte 14 (13.6.1999), 158–161, hier S. 159 und S. 160

> »Über mehrere Jahre haben wir die Behandlungen [...] durchgezogen. Vor gut einem halben Jahr endlich war der Schwangerschaftstest positiv – aber die Schwangerschaft wurde im Körper nicht gefunden; jedenfalls war sie nicht dort, wo sie sein sollte. Ich brachte zwei Operationen hinter mich – zwei Bauchspiegelungen. Schließlich bekam ich eine Chemotherapie, um die Schwangerschaft wieder aus dem Körper zu entfernen. Der reinste Horrortrip.« In: Christmon. Das evangelische Magazin (Mai 2001), S. 54

> »Das Schlimmste, muss ich eigentlich sagen, ist die Gebärmutterspiegelung gewesen. Also da hab ich gedacht, die reißen mir den Bauch auf. [...] Bei der IVF war die Punktion am schlimmsten: wenn man merkt, wie sie die Follikel da so rausziehen, also das ist, wie wenn man jedes Mal mit der Nadel gestochen wird – das zu ertragen. [...] Die Schwiegereltern wollten unbedingt noch einen Enkel haben und haben sich darauf versteift, dass wir nun eins bekommen.« In: Fränznick, Monika u. Karin Wieners: Ungewollte Kinderlosigkeit. Psychosoziale Folgen, Bewältigungsversuche und die Dominanz der Medizin. Weinheim u. München: Juventa 1996, S. 112

Nordrhein-Westfalen und der ehemaligen DDR zugelassen im Zeitraum von 1970–1992. Regensburg 1994 (=Medienforschung 6).

Familie und Fortschritt

Was in den Frauenberichten immer wieder auffällt, durch ihr Nischendasein in der Öffentlichkeit jedoch nicht aufrichtig diskutiert wird, ist einerseits der klagende Ton dieser Berichte und andererseits die Tatsache, dass die meisten Frauen jahrelang an der Behandlung festhalten. Barbian und Berg zitieren dazu mehrere Ärzte:

> »Sie können sich diesen Kampf nicht vorstellen um jede erneute Behandlung, also es ist unendlich schwer [...].« In: Barbian, Elke u. Giselind Berg: Die Technisierung der Zeugung. Pfaffenweiler: Centaurus 1997, S. 132

> »Weil manche Frauen entwickeln auch eine regelrechte Sucht, also die verbringen ihr halbes Leben da in der Sterilitätssprechstunde [...].« In: Ebd.

> »[...] ich habe das Gefühl, bei manchen Frauen wird das so der Lebensinhalt. Diese Behandlung auch. Das immer wieder zu versuchen und dass die auch regelrecht, na ja ich weiß nicht, ob die Spaß dran kriegen. [...] Bei manchen habe ich das Gefühl, die genießen das richtig.« In: Ebd.

Diese selbst für die Behandler unverständliche Determiniertheit ungewollt Kinderloser möchte ich mit folgender These erklären: Ungewollt kinderlose Frauen, die in eine reproduktionsmedizinische Behandlung einwilligen und trotz ausbleibenden Erfolges und offensichtlicher Gesundheitsschäden jahrelang aus dieser Behandlung nicht aussteigen können, werden Opfer einer paradoxen und für sie fatalen Verschränkung von zwei Diskursen. Den ersten dieser Diskurse möchte ich in Anlehnung an die Kritische Familienforschung »Familiendiskurs«,[11] den zweiten »Fortschrittsdiskurs« nennen.

Unter Familiendiskurs verstehe ich die Gesamtheit der kommunikativen Tatsachen, die dazu beitragen, dass uns die neuzeitliche Familie als ein natürliches Phänomen erscheint. In verschiedenen Kulturen gab es zu verschiedenen Zeiten viele verschiedene Familienformen, so etwa Familien, zu denen Sklaven oder Knechte gehörten, Adligenfamilien, die kein Liebesverhältnis der Ehegatten voraussetzten (und auch kein Liebesverhältnis im heutigen Sinne zwischen Mutter und Kind), polygame Familien u. ä. Dennoch kommt es uns so vor, als ob die Familie, wie wir sie heute meinen zu erleben, nämlich die Familie als eine auf psychischen Bindungen zwischen zwei heterosexuellen Ehegatten und ihren Kindern beruhende Strukturierungsform des Privaten, universalgültig und ahistorisch wäre.[12]

---

11 S. z. B. Langellier, Kirstin M. u. Eric E. Peterson: Family Storytelling as a Strategy of Social Control. In: Mumby, Denis K. (ed.): Narrative and Social Control: Critical Perspectives. Newbury Park u. a.: Sage 1993, 49–76.

12 So wurde noch in den 60er Jahren die »Liebe« offensichtlich nicht als ein Familiengründungsgrund angesehen, s. folgendes Zitat aus einem Biologiebuch: »Daher sollen für eine

Zwar ist die Zugehörigkeit zu einer bestimmten Familie eine individuelle Angelegenheit, dennoch ist diese Angelegenheit zugleich kulturspezifisch in dem Sinne, dass die Zugehörigkeit zu einer Familie jedes Kulturmitglied charakterisiert – und zwar als Mitglied der Kultur, nicht der Familie. »Familie« wird so zum Kollektivsymbol und Zugehörigkeitsnachweis. Jemand, der zu keiner Familie gehört, hat nicht nur keine Familie, sondern ist zugleich in Gefahr, ins gesellschaftliche Abseits zu geraten. Damit ist das Problem sowohl der gewollt als auch der ungewollt Kinderlosen auf den Punkt gebracht. Es ist die von der Sozialpsychologie in der Tradition Henri Tajfels gut erforschte Bedrohung, nicht mehr »dazu zu gehören«.

Zwischen den gewollt und den ungewollt Kinderlosen gibt es aber einen wichtigen Unterschied, der verdeutlicht, wie gut sich das sozialpsychologische Wir-sie-Modell für unsere Zwecke eignet. Die ersten kann man mit den eindeutig fremden Völkern, die in ihren Ländern leben, vergleichen. Die zweiten vergleicht man besser mit überangepassten Einwanderern, die bereit sind, alles zu tun, um zu denjenigen zu werden, die sie nicht sind. Begehrt ein Einwanderer die Staatsbürgerschaft des Aufnahmelandes, wertet er diese Staatsbürgerschaft auf und stärkt das Wir-Gefühl der Titularnation. Wünscht sich ein Kinderloser Kinder, wertet er in analoger Weise das Kollektivsymbol Familie auf und stärkt damit die Kultur, die dieses Symbol erzeugt hat. Der Gang zum Reproduktionsmediziner ist ein Beleg dafür, dass man die geltenden Werte der eigenen Kultur beherzigt. Man tut alles, um Kinder zu bekommen, wie ein Einwanderer, der sich fest vorgenommen hat, die Mehrheitsgesellschaft nachzuahmen oder besser noch zu übertreffen. Mit dem Unterschied, dass der Einwanderer seine Anpassung zur Schau stellen darf, während die behandelten Kinderlosen ihre Besuche in der Sterilitätssprechstunde wegen der hohen Tabuisierung der dort vollzogenen Handlungen geheim halten müssen.[13] Mehr noch, für ihre Opfer im

---

Eheschließung nicht zufällige und vergängliche Werte wie Vermögen oder Stellung den Ausschlag geben, sondern geistige und körperliche Gesundheit, Sittenreinheit und Charakterfestigkeit.« In: Schmeil, Otto: Der Mensch. Menschenkunde, Gesundheitslehre, Vererbungslehre. Heidelberg: Quelle & Meyer 108. überarbeitet 1962, S. 143.

13 Dies ist ein Grund für den starken Stress, mit dem die Sterilitätsbehandlung für den Großteil der Behandelten und besonders für die behandelten Frauen verbunden ist. Üblicherweise wird diese Stressbeladenheit mit Rückgriff auf den unerfüllten Kinderwunsch erklärt, was den Krankheitswert der ungewollten Kinderlosigkeit zusätzlich verdeutlicht. Literatur: Strauß, B. u. a.: Psychosomatik in der Reproduktionsmedizin. Teil I: Diagnostik. In: Zeitschrift für Medizinische Psychologie 3 (2000), 101–109; Teil II: Belastungen durch ungewollte Kinderlosigkeit und Bewältigung der Sterilität nach erfolgreicher reproduktionsmedizinischer Behandlung. In: ebd. 4 (2000), 147–155; Teil III: Beratung und Therapie. In: ebd. 1 (2001), 5–13; Eugster, A. u. A. J. Vingershoets: Psychological aspects of in vitro fertilisation: a review. In: Soc Sci Med 48 (1999), 575–89; Berg, B. J. u. J. F. Wilson: Psychological Functioning Across Stages of Treatment for Infertility. In: Journal of Behavioral Medicine 14,1 (1991), 11–26; Baram, D. u. a.: Psychosocial adjustment following unsucc-

Sinne des Familiendiskurses können sie gerade von den Hütern dieses Diskurses (Kirchen, Lebensschützern u. ä.) Prügel bekommen.

An dieser Paradoxie sieht man, dass sich der Behandlungszwang, unter dem die ungewollt Kinderlosen zu stehen scheinen, aus dem Familiendiskurs allein nicht erklären lässt. Der reproduktionsmedizinische Weg zur Behebung des bedrohlichen Zustandes der Kinderlosigkeit wird durch einen anderen Diskurs vorbestimmt, den Fortschrittsdiskurs. Entsprechend der Definition des Familiendiskurses verstehe ich unter Fortschrittsdiskurs die Gesamtheit der kommunikativen Tatsachen, die dazu beitragen, dass das historische Dasein der Menschheit als ein Fort-Schreiten imaginiert wird, wobei sowohl das Fort-Schreiten als solches, als auch die fortgeschrittenen Stufen gegenüber den »zurück«-gelassenen als positive Werte fungieren. Zu einem so verstandenen Fortschrittsdiskurs gehören gleichermaßen die Schriften solcher Fortschritts-Philosophen wie Bacon, Descartes, Kant, Schiller, Comte und Spencer samt ihrer Rezeption und Kritik, wie die heutigen medialen Darstellungen, die sich der Fortschrittsmetapher bedienen.[14] Das tragende semantische Element des Fortschrittsdiskurses ist sein Optimismus, der Glaube an das uneingeschränkte Können des Menschen im Hinblick auf die ständige Verbesserung seiner Lebensbedingungen.

Auf das soziale Leid der ungewollten Kinderlosigkeit reagiert der Fortschrittsdiskurs auf seine Weise. Er erklärt Kinderlosigkeit zur Krankheit und schlägt eine optimistische Lösung vor nach dem Motto »Heute ist die Familienplanung ein Kinderspiel« (RTL: Future trend am 16. 8. 1999). Dies ist paradox, weil der Fortschrittsdiskurs überhaupt nicht um die Familie bemüht ist. Wenn im Fortschrittsdiskurs vom Embryo die Rede ist, dann geht es nicht etwa um ein werdendes Kind, sondern vielmehr um einen Rohstoff oder eine ontogenetische Entwicklungsstufe, auf der ein Eingriff in die Keimbahn möglich ist. Mehr noch, der »Fortschritt« der Lebenswissenschaften ist durch solche Entwicklungen wie Gametenspende, Leihmutterschaft und Embryoadoption dabei, den modernen Familiendiskurs, wie er sich seit dem 18. Jh. entwickelte, in die historische Requisitenkammer abzuschieben.

Familie und Fortschritt denken anders und formen unterschiedliche Bedürfnislagen der Menschen. So unterschiedlich die Diskurse aber auch sind, so sind sie dennoch auf einander angewiesen. Menschen, deren diskursiv genährter Familienwunsch unerfüllt blieb, sind angewiesen auf Menschen, deren diskursiv

---

essful in vitro fertilization. In: Journal of Psychosomatic Obstetrics and Gynaecology 9 (1988), 181–190.

14 Dass Fortschritt eine Metapher ist und überdies ein Stereotyp mit den üblichen Gruppen bildenden Funktionen ist zu lesen bereits in: Lippmann, Walter: Public Opinion 1922. Dt. Die öffentliche Meinung. Reprint des Publizistik-Klassikers. Bochum: Brockmeyer 1990, S. 79 ff.

genährter Fortschrittswunsch nur unter Rückgriff auf die Körper der Menschen mit Familienwunsch erfüllt werden kann. Für die Frauen ist diese Verstrickung deshalb fatal, weil es hier hauptsächlich um ihre Körper geht. Gleichzeitig sind die beiden Diskurse so geschaffen, dass sich aus ihnen die Frage nach der Befindlichkeit des weiblichen Körpers während der assistierten Familiengründung und danach nicht herleiten lässt. Dies sei jetzt mit einem kurzen Exkurs über die Logik von Diskursen erklärt.

Exkurs: Die Logik von Diskursen

Eine der neueren Methoden der qualitativen Forschung in den Sozialwissenschaften ist das von Schütze eingeführte narrative Interview.[15] Die Befragten werden gebeten, von bestimmten Ereignissen und Erfahrungen ausführlich zu erzählen. Dabei konnte man den so genannten Gestalterschließungszwang bei den Erzählenden beobachten. Dieser Zwang beruht darauf, dass die Eigendynamik der Erzählung die Erzählenden dazu veranlasst, auch unbequeme Inhalte anzusprechen, Inhalte, die das traditionelle Frage-Antwort-Interview aus dem Informanten nicht hätte hervorlocken können. Offensichtlich haben Geschichten ihre Ganzheitlichkeiten, die sich den Absichten der Sprecher, Teile von diesen Geschichten auszulassen, widersetzen können. Das Phänomen begegnet uns im Alltag, wenn wir uns »verplappern«, das heißt Dinge sagen, die wir ursprünglich nicht sagen wollten.

Es gibt aber auch das umgekehrte Phänomen. Die Ganzheitlichkeiten von Geschichten, und das heißt immer die Art und Weise, wie Geschichten diskursiv vorgeformt wurden, können uns daran hindern, Dinge wahrzunehmen oder nach Dingen zu fragen, die wir wahrnehmen oder nach denen wir fragen müssten oder zumindest könnten.

Ein Beispiel: Ich komme aus der ehemals deutschen und seit 1945 polnischen Stadt Breslau, die heute Wrocław heißt. Früher sah man noch öfter an den Fassaden der Stadt Bruchstücke von Aufschriften in einer fremden Schrift und Sprache. Dennoch haben weder ich noch meine Schulkameraden von unseren Lehrern je eine Erklärung verlangt, wir haben niemals nach den anders sprechenden Menschen, die einmal in dieser Stadt gelebt hatten, gefragt. Der Grund war nicht, wie man meinen könnte, politisch. Der Grund war »diskursiv«. Es gab genügend andere Fragen, die wir an unsere Stadt sinnvoll stellen konnten. Für uns war die Stadt in einen Sinnzusammenhang eingebettet, zu dem die Urheber der fremdsprachigen Aufschriften nicht gehörten.

---

15 S. Schütze, F.: Biographieforschung und narratives Interview. In: Neue Praxis 3 (1983), 283–293.

Ein weiteres gutes Beispiel ist das Paradigma der politischen und Staatsgeschichte in der Historiographie. Bis vor kurzem dominierte dieses Paradigma unsere Vorstellungen von Geschichte vollständig. Den Fortgang der Geschichte besorgten die Aktionen von Staaten und den so genannten historischen Persönlichkeiten. Dass zwischen den Kriegen ebenfalls Menschen lebten oder dass während der Kriege auch noch andere, nichtkriegerische Handlungen nötig waren wie die tägliche Ernährung, Hygiene, Kinder-, Kranken- und Altenversorgung usf. und dass diese Handlungen durchaus eine historische Dimension haben, blieb bis zum Aufkommen des Paradigmas der Alltagsgeschichte in den 70er Jahren des 20. Jh. unbedacht. Nicht dass man von diesen Dingen nicht gewusst hätte. Aber aus dem Paradigma der politischen und Staatsgeschichte ließ sich kein historiographisches Interesse für diese Alltagsaktionen der »kleinen Leute« herausgenerieren. Las man über die Schlacht bei Tannenberg, so kam man einfach nicht auf solche Fragen, wie sich die am Schlachtfeld gesammelten Menschenmassen ernährten oder welchen Schaden der Acker durch die Kriegshandlung genommen hat (die Schlacht fand Mitte Juli statt, so dass das Getreide wohl noch nicht geerntet war).

Andere Beispiele begegnen uns täglich in Filmen, Büchern und Gesprächen. Es gibt tausende von Dingen, nach denen wir nicht fragen, weil sie im aktuellen Diskurszusammenhang »nicht zu Debatte stehen«: Wohnt der Kommissar in der Tatort-Serie in einer Miet- oder einer Eigentumswohnung?; hat sich Winnetou Zähne geputzt?; wovon träumte unser Verhandlungspartner heute Nacht?

Zwischen den in einem Diskurs thematisierten und den ausgelassenen Gesichtspunkten gibt es einen Zusammenhang. Jean François Lyotard beschreibt diesen Zusammenhang so, dass das Ausgelassene den auslassenden Diskurs radikal verändern oder gar sprengen kann. Die Frage nach den Urhebern der fremden Aufschriften in Wrocław hätte die Vorstellungen der in dieser Stadt geborenen polnischen Kinder von *ihrer* Stadt erschüttert. Ein Blick auf die Alltagsgeschichte bringt das Paradigma der politischen und Staatsgeschichte ins Schwanken. Die Frage nach der Mundhygiene eines Helden nimmt dem Helden seine Heldenhaftigkeit.

Seit Descartes gehört zum Fortschrittsdiskurs die Vorstellung, die durch den Fortschritt gesicherte Vervollkommnung menschlicher Lebensbedingungen umfasse die Erfindungen und Mittel zur Erhaltung der Gesundheit. Die Forschung an embryonalen Stammzellen wird gerade mit Blick auf die zukünftigen Therapien gebilligt, nach dem Motto, wir alle haben das Recht auf das erreichbare Höchstmaß an Gesundheit.[16] Die Gefährdung der Gesundheit der Frauen

---

16 S. z.B. Wolfrum, R.: Unser Recht auf ein Höchstmaß an Gesundheit. In: Frankfurter Allgemeine Zeitung 123 (29.5.2001), S. 53. Vom Recht auf das individuelle erreichbare

durch reproduktionsmedizinische Behandlungen oder Eizellspende würde die Kategorisierung dieser sozialen Praxen als Fortschritt in Frage stellen. Deshalb kann dieses Thema im Forschungsdiskurs nicht zur Sprache kommen. Offenkundig wird das gerade in den Fällen, wenn es darum geht, Frauen ohne eigenen Kinderwunsch Eizellen zu entnehmen. In diesem Punkt bekommt der Fortschrittsdiskurs von Seiten des Familiendiskurses eine zweifache Verstärkung. Erstens können im Rahmen der Erfüllung von Familienwünschen Frauen so behandelt werden, dass eine Überzahl an Eizellen und Embryonen entsteht. Zweitens tut die vom Familiendiskurs gestiftete Normalität die Gefährdung der Gesundheit der Frauen als naturgegeben ab, durch die Frauen selbst akzeptiert und nicht der Rede wert.

Letzteres wurde mir durch einen persönlichen Brief einer Ärztin klar. Die Autorin verteidigt die Reproduktionsmedizin u. a. mit folgendem Hinweis:

>»Sie vergessen zu erwähnen, dass Schwangerschaft und Geburt auch ohne Kinderwunschbehandlung immer mit gesundheitlichen Risiken für die Mutter Hand in Hand gehen. Frauen sind in der Regel sehr bereit, dies für ein Kind in Kauf zu nehmen.« Aus einem persönlichen Leserbrief

Ich werde jetzt mit der Analyse eines Pressetextes über Reproduktionsmedizin, in dem sowohl der Familiendiskurs als auch der Fortschrittsdiskurs präsent sind, zeigen, wie sich diese beiden Diskurse auch in weiterer Hinsicht gegenseitig bedingen. Mein besonderes Anliegen wird es sein aufzuzeigen, welche diskursiven Mitteln es bewirken, dass das Thema der reproduktionsmedizinischen Schäden bei Frauen »nicht ins Protokoll« kommt und dass der Leser und damit auch ungewollt kinderlose Frauen, die sich für oder gegen eine Behandlung entscheiden müssen, keine Chance bekommen, die Frage nach diesen Schäden auszuformulieren.

Ein optimistischer Beitrag

Der Beitrag, den ich analysieren will, stammt aus einem polnischen Wochenblatt »Polityka«, das etwa dem deutschen Blatt »Die Zeit« entspricht.[17] Ein Vergleich des polnischen mit dem deutschen Diskurs über Fortschritt macht deutlich, dass der kritische Blick auf zivilisatorische Gefahren in einem Blatt wie »Polityka« seltener ist als in der deutschen Presse. Es ist anzunehmen, dass die großen Diskurse der Moderne, und sowohl der Fortschrittsdiskurs als auch der Fami-

---

Höchstmaß an körperliche und geistiger Gesundheit handelt Artikel 12 des von Deutschland unterzeichneten Paktes über wirtschaftliche, soziale und kulturelle Rechte.

17 Die Aufmachung in Richtung Magazin ist neu, traditionell erschien »Polityka« als Wochenzeitung.

liendiskurs gehören dazu, in den postkommunistischen Gesellschaften eine deutlichere Ausformung erlangen. Der Kommunismus war ein Kind der Moderne.[18] Er begriff sich selbst als den entscheidenden historischen Schritt der Menschheit in Richtung der Vervollkommnung sozialer Verhältnisse. Zudem war er als ideologisches Regulativ daran interessiert, den vorgefundenen philosophischen Hintergrund der Moderne mit dem Prinzip der einen Wahrheit und der Ja-nein-Antworten beizubehalten, um die geschaffenen sozialen Verhältnisse besser unter Kontrolle halten zu können. Deshalb überdauerte in den postkommunistischen Gesellschaften vielfach jenes optimistische Stadium der Moderne, das der Kommunismus beim Betreten der historischen Bühne vorfand.

Der Artikel in »Polityka« trägt den Titel »Der Natur helfen« [alle Übersetzungen – M. T.].[19] Er hat den Umfang von 3 Seiten im Magazin-Format. Für die Zwecke der Analyse liste ich im Anhang die relevanten Textstellen in vier Blöcken auf:

1. Stellen, aus denen hervorgeht, dass Reproduktionsmedizin Fortschritt ist;
2. Stellen, aus denen hervorgeht, dass Reproduktionsmedizin zur Geburt von Kindern führt;
3. Stellen, aus denen hervorgeht, dass ungewollte Kinderlosigkeit Krankheit ist;
4. Stellen, aus denen hervorgeht, dass eine reproduktionsmedizinische Behandlung gesundheitlich unbedenklich ist.

Der hier präsentierte Fortschrittsdiskurs enthält drei prominente Denkfiguren. Erstens wird eine Opposition zwischen der fortschrittlichen Medizin und der rückständigen Kirche aufgebaut. Diesem Zweck dient die Anführung von Konflikten, die das erste polnische IVF-Zentrum in Białystok mit den Kirchenstrukturen vor Ort hat. Der Erzbischof von Białystok *dröhnt von der Kanzel*, in den Kliniken der dortigen Medizinischen Akademie würde man unter dem Vorwand des Heilens Menschen umbringen. Das semantische Feld »Medizin« wird mit solchen Ausdrücken positiv gekennzeichnet wie *elegante Privatklinik; für viele kinderlose Ehen sind Ärzte die zeitgenössischen Engel* ferner durch wissenschaftliche Requisiten wie *Ultraschallgerät; Mikroskop* und die wissenschaftlichen Titel der Ärzte sowie die Bezeichnung der Haltung der Ärzte als *geduldiges Erklären* oder *Versuch, zu überzeugen.* Das semantische Feld »Kirche« ist mit solchen Formulierungen wie *dröhnt von der Kanzel; seine Eminenz;*

---

18 Vgl. Bauman, Zygmunt 1991: Modernity and Ambivalence. Dt. Moderne und Ambivalenz. Das Ende der Eindeutigkeit. Frankfurt a. M.: Fischer 1996; auch Telus, Magda 2001: Zum Ertrag des Projekts »Die Geschichts- und Sozialkundebücher der GUS-Staaten im Spannungsfeld von nationaler Selbstvergewisserung und internationaler Orientierung«. In: Internationale Schulbuchforschung 1 (2001), 103–127, hier S. 106 ff.
19 Walewski, Paweł: Pomóc naturze. In: Polityka 23 (8. 6. 2002), 74–76.

*sie ziehen es vor, vor ihren Fenstern einen Schrottplatz mit alten Autos zu haben,
an Stelle einer eleganten Privatklinik* negativ besetzt.

Die Einwände des Erzbischofs werden im Vorfeld mit dem Hinweis entkräftet,
dass das Ultraschallgerät, mit Hilfe dessen die Eizellen entnommen werden, den
Ärzten von Białystok von Papst Paul Johannes II geschenkt wurde. Die gleiche
Funktion kommt dem Vergleich heutiger Ärzte mit den biblischen Engeln zu
sowie dem Hinweis, dass die meisten Sterilitätspatienten katholisch sind. Hier
wird in den Fortschrittsdiskurs der Familiendiskurs eingeflochten, um der
Kritik von Seiten der Kirche die Legitimation zu entziehen. Die Argumentation
in der Tiefenstruktur des Textes ist etwa die, dass gerade bei den Katholiken der
Kinderwunsch besonders dringend sei. Dies wird in der folgenden Gegen-
überstellung auf den Punkt gebracht: In einer der Strassen von Białystok ver-
sahen die Nonnen der *Heiligen Familie* ihr Sanktuarium mit der großen Auf-
schrift »So sehr liebt Gott seine Welt, dass er ihr seinen *Sohn* gab«. Diese Nonnen
wollten nicht, dass in ihre Straße das Zentrum für Behandlung der *Ehelichen
Unfruchtbarkeit* einzieht. So wird die Haltung der Kirche als widersprüchlich
dargestellt.

Die zweite prominente Denkfigur des Fortschrittsdiskurses in diesem Text
weist ebenfalls eine polnische Spezifik auf. Es ist die Überzeugung, dass Reproduktionsmedizin eine Luxusbehandlung sei *(die Insemination wählen
Frauen, die [...] sich die traditionelle Behandlung in vitro nicht leisten können;
eine Dienstleistung für Reiche; was in Polen ganz vergessen wird, sind die sog.
Lebensdepots [...], in Deutschland sind sie die Norm).* Da die Klienten für die
Behandlung selbst aufkommen, können sich nur Wenige die Behandlung leisten.
In diesem Zusammenhang erhalten die Preise für Medikamente und die einzelnen Behandlungsschritte eine breitere Raumpräsenz als in vergleichbaren
deutschen Texten. Der Luxusaspekt spielt auch dann eine Rolle, wenn es darum
geht, Polen in einem Ländervergleich zu platzieren – eine typische Vorgehensweise in der polnischen Modernisierungsdebatte. Hier wird mehrfach darauf
hingewiesen, dass andere Länder »weiter« sind, z. B. dadurch, dass die Krankenkassen die Behandlungskosten übernehmen.

Das Wettbewerbsdenken, auch in deutschen Diskussionen vertreten, z. B.
wenn es um die strengen Rechtsauflagen oder Deutschland als wissenschaftlichen Standort geht, markiert den Übergang von der polnischen Spezifik hin zu
den allgemeinen Charakteristika des Fortschrittsdiskurses. Zu diesen Charakteristika gehört die dritte Denkfigur des Fortschrittsdiskurses in diesem Text, in
der die Dynamik, mit der sich die Reproduktionstechnologien ausbreiten, positiv dargestellt wird. Diese Denkfigur drückt den eigentlichen Optimismus der
Moderne aus. Sie baut auf dem Gegensatz »früher – heute« auf:

*Früher konnte man auf diese Weise nur einer Frau mit kranken Eileitern helfen
vs. die gegenwärtigen Methoden der Insemination, der In–vitro-Fertilisation und*

der Mikromanipulation finden bei allen Arten der Unfruchtbarkeit Anwendung und *diese Vorgehensweise, initiiert vor 10 Jahren von Prof. Gianpiero Palermo, eröffnete eine neue Zeitrechnung der Behandlung der männlichen Unfruchtbarkeit.* Untermauert wird diese Denkfigur durch das Vorkommen der Lexik aus dem wissenschaftlich-technischen Bereich wie *System, Mikroskop, Thermostat, Computer, Videoapparatur, Bildschirm, Behälter, Stickstoff.*

Dynamik reproduktionsmedizinischen Fortschritts in deutschen Texten

»Dies sind große, aber den Einsatz lohnende Ziele am Ende eines Millenniums, welches gerade in der Reproduktionsmedizin gewaltige Fortschritte gebracht hat, aber noch viel Raum für Verbesserungen lässt.« In: Holzgreve, Wolfgang: Mitteilungen aus dem Vorstand. In: Reproduktionsmedizin 17 (2001), 58–60, hier S. 60

Neben dem Pathos *(Millennium, gewaltige Fortschritte)* fällt hier das Pronomen *welches* auf. Vom Genus her muss es sich auf *Millennium* beziehen. So wird das Bild geschaffen, als ob die Arbeit am reproduktionsmedizinischen Fortschritt bereits ein ganzes Millennium gedauert hätte.

»Dies hat nicht nur zu einem großen Fortschritt in diesen Bereichen der Wissenschaft geführt, sondern auch vielen Patientinnen mit bis dahin hoffnungsloser, ungewollter Kinderlosigkeit zur Geburt eines Kindes verholfen.« *In: Diedrich, Klaus: Weibliche Sterilität. Berlin unter anderem: Springer 1998, Rückumschlag*

Hier markiert die syntaktische Konstruktion den aus der Sicht des Fortschrittskurses untergeordneten Stellenwert des Kinderwunsches: Erst kommt der Fortschritt, dann kommt die Familie.

Der zweite Komplex der relevanten Textstellen macht glaubhaft, dass aus reproduktionsmedizinischen Behandlungen Kinder hervorgehen. Diese Textstellen markieren am deutlichsten die Verschränkung der Diskurse über Fortschritt und Familie. Der semantische Bereich »Kind«, der dem semantischen Bereich »Familie« entspringt, fungiert im Forschungsdiskurs als die eigentliche Legitimation der reproduktionsmedizinischen Praxis. Verschiedene diskursive Verfahren fallen hier auf. Das polnische Verb *leczył* [behandeln] beinhaltet die semantische Komponente *heilen* und so erscheint es durch seinen bloßen Gebrauch in Formulierungen wie *zählt Sterilität zu Krankheiten, kann es niemand verbieten, sie [heilend] zu behandeln* als wahrscheinlich, dass die Behandlung die Kinderlosigkeit beheben wird. Auch wird die Wirksamkeit der Reproduktionsmedizin direkt behauptet wie in *ich kann ihnen helfen; Medizin kann Menschen helfen.* Darüber hinaus werden künstlich gezeugte Kinder bzw. ihre Eltern in das Diskursuniversum eingeführt: *diese Kinder werden immer mehr; die Eltern mit ihren Kindern aus dem Reagenzglas.*

Die Wahrscheinlichkeit, dass aus einer Sterilitätsbehandlung ein Kind hervorgehen wird, ist viel geringer, als es das öffentliche Bild der Reproduktionsmedizin annehmen lässt. Die wichtigsten diskursiven Verfahren, die dazu geführt haben dürften, sind m. E. die so genannten Nahelegungen und Präsuppositionen. In diesem Zusammenhang vergleicht die Sprachwissenschaft das Sprechen mit einem Eisberg: Was direkt gesagt wird, ist lediglich die Eisbergspitze. Darunter verbirgt sich oft die eigentliche Aussage. Diese wird zwar nicht direkt ausformuliert, muss aber vom Hörer akzeptiert, sozusagen »mitgenommen« werden, wenn das Gesagte seine Geltung beibehalten sollte. u. a. die folgenden Textstellen bergen in sich die Nahelegung »Reproduktionsmedizin führt zu Kindern«: *sogar in den besten Zentren endet der erste Versuch in der Hälfte der Fälle mit einem Misserfolg; niemand kann nirgendwo eine Schwangerschaft im ersten Zyklus versprechen* und *eine einmalige Durchführung einer Insemination oder eines IVF-Programms ist keine Garantie für Erfolg.* Formulierungen wie *der erste Versuch; im ersten Zyklus* und *einmalige Durchführung* eröffnen den gedanklichen Weg zu weiteren Versuchen und Zyklen wie zu mehrmaligen Durchführungen. Die Behauptungen, beim ersten Mal müsse es nicht unbedingt gelingen, enthält die Nahelegung, dass es bei weiteren Malen durchaus gelingen könnte.

Eine Präsupposition hat eine stärkere Aussagekraft als eine Nahelegung. Die Präsupposition »Reproduktionsmedizin führt zu Kindern« ist in der folgenden Formulierung besonders deutlich zu erkennen: *zu mir kommen Eltern, die Kinder haben wollen.* Zu dem Zeitpunkt, zu dem die Klienten den Reproduktionsmediziner aufsuchen, sind sie noch keine Eltern. Dies wird auch in diesem Bespiel klar gesagt: Sie wollen erst Kinder haben, d. h. sie wollen erst Eltern werden oder sie sind Eltern von ungeborenen und noch nicht einmal gezeugten Kindern. Dass diese Formulierung dennoch möglich ist und nicht als unlogisch abgetan wird, liegt in der Präsupposition begründet, dass aus dem Besuch beim Reproduktionsmediziner Kinder auf jeden Fall hervorgehen werden, so dass es nicht unlogisch erscheint, die Klienten bereits im Vorfeld als Eltern zu bezeichnen. Die gleiche Präsupposition ist enthalten in den Formulierungen: *von den künftigen Eltern erwartet man eine Engelsgeduld; wenn es gelingt, diese bei uns zu zeugen; drei Schritte zum Kind; die entstandenen Keime werden in die Gebärmutterhöhle der künftigen Mutter übertragen; die meisten geben sich damit zufrieden, der Klinik das Bild des geborenen Babys zu schicken; indem wir den Kopf in den Sand stecken, wird es uns nicht gelingen, die Einstellung zu den Erfolgen der Medizin auf diesem Gebiet zu ändern.* Es ist diese Art zu sprechen, die bewirkt, dass die Erfolge der Reproduktionsmedizin überschätzt werden und Frauen, bei denen die Behandlung nicht zum Erfolg führte, angehalten werden, sich immer weiter behandeln zu lassen.

Präsupposition »Reproduktionsmedizin führt zu Kindern« in einem deutschen und einem englischsprachigen Text

»Die Gesundheit der Kinder, die nach einer künstlichen Befruchtung [...] geboren werden, ist der wichtigste Parameter für die Qualität einer Sterilitätsbehandlung.« *In: Diedrich, Klaus u. Michael Ludwig: In–vitro-Fertilisation und intrazytoplasmatische Spermieninjektion. Deutsches Ärzteblatt 45/12 (1999), S. 11*

Sollten nach einer künstlichen Befruchtung keine Kinder geboren werden, so würde der wichtigste Parameter zur Beurteilung der Qualität dieser Behandlung fehlen.

»Health effects of ART on mothers and their babies are still insufficiently clear.« *In: Evers, Johannes L. H.: Female subfertility. In: The Lancet 360 (13.7.2002), S. 157*

Hier wird so getan, als ob alle Frauen, die sich behandeln lassen und für die der an sich kritische Verfasser Langzeitstudien zu ihrem Gesundheitszustand fordert, durch die Behandlung Mütter geworden wären.

Wie gesagt, unterstützt der Familiendiskurs den Fortschrittsdiskurs. So werden die Klientinnen und Klienten der Reproduktionsmedizin häufig in Familienrelationen gesehen, was solche Ausdrücke belegen wie: *Eltern; Paare; Ehepaare, die ein eigenes Kind haben wollen; Nachwuchs; sterile Paare; Mütter; Eltern mit ihren Kindern, Nachkommenschaft.* Die Fähigkeit, diese Familienrelationen herstellen zu können, wird im semantischen Bereich »Gesundheit« verortet. Dies ergibt sich aus der logischen Umkehrung der üblichen Betrachtungsweise ungewollter Kinderlosigkeit als Krankheit (wenn Kinderlosigkeit = Krankheit, dann Kinder = Gesundheit). Hier sehen wir deutlich, wie der Familiendiskurs in den »Einzugsbereich« des Fortschrittsdiskurses eingeschlossen wird. Personenbezeichnungen aus dem familiären und dem medizinischen Bereich werden austauschbar: *Ehepaare* sind zugleich *Patienten; Mütter* sind *Patientinnen.*

Alsdann wird der Familiendiskurs überwiegend von der Denkfigur »ungewollte Kinderlosigkeit ist Krankheit« vertreten. *Patienten* und *Patientinnen* erhalten als Requisiten *Krankheit; Krankenversicherung; Behandlung; kranke Eileiter; Behandlungsmethode; Medikamente; Hormonkur; Laboruntersuchungen* und *Bestrahlungen.* Diese Menschen *würden alles geben, für den Preis des eigenen Nachwuchses; sie hadern mit ihrem Schicksal; suchen nach Rettung;* können die *Chance auf Nachkommenschaft verlieren* oder sehen diese Chance als *die einzige* bzw. *letzte Chance* in der Reproduktionsmedizin. Diese dramatischen Ausdrücke unterstreichen den Krankheitswert der ungewollten Kinderlosigkeit. Dies ist in Diskursen dann üblich, wenn eine Unsicherheit kompensiert werden sollte – zum Beispiel unterstrich man die Blutbande einer Gemeinschaft gerade im Falle der Nationen, bei denen keine Blutbande, sondern historische, sprachliche, kulturelle usf. Verbindungen vorlagen.

Die Einstufung der ungewollten Kinderlosigkeit als Krankheit ist im Hinblick auf die Semantik des Ausdrucks »Krankheit« problematisch. Laut »Brockhaus« bezieht sich der Krankheitsbegriff auf Organe, Organsysteme und/oder einen Körper.[20] Diese Definition trifft auf solche Ursachen der Sterilität wie Undurchgängigkeit der Eileiter zu. Sie trifft aber nicht zu auf die zahlreichen Fälle der so genannten idiopathischen Sterilität (d.h. Sterilität mit ungeklärter Ursache) oder Sterilität, die durch Immunabwehr zu Stande kommt. Letzteres bedeutet beispielsweise, dass die gleichen Menschen in der einen Partnerschaft steril bleiben können und dann für krank erklärt werden müssten, in einer anderen Partnerschaft aber durchaus zeugungsfähig sein können und dann wären sie als gesund anzusehen. Die logische Schwierigkeit ergibt sich aus der Tatsache, dass der schulmedizinische Krankheitsbegriff immer nur einen Körper betrifft und dieser Körper ist entweder gesund oder krank. Aber der gleiche Körper im gleichen Gesundheitszustand kann nicht beides zugleich sein in Abhängigkeit von einem anderen Körper und das heißt in Abhängigkeit von seinem sozialen Kontext. Ein weiterer problematischer Fall der Anwendung des Krankheitsbegriffs ist die Behandlung einer gesunden Frau bei männlicher Sterilität. Bei Behandlung gesunder Menschen laufen die Ärzte leicht Gefahr, gegen das für sie verbindliche Prinzip »primum non nocere« zu verstoßen. Das sind meines Erachtens die Hintergründe, warum der Krankheitswert der ungewollten Kinderlosigkeit dramatisch erhöht wird. Während die Ärzte durch diesen Sprachgebrauch entlastet werden, geraten die ungewollt Kinderlosen auf diese Weise in einen umso stärkeren Leidensdruck.

Dramatisierung ungewollter Kinderlosigkeit in deutschen Texten

»Hier ist eindeutig zu konstatieren, dass die ungewollte Kinderlosigkeit zu dem Schlimmsten gehört, was einem Paar, insbesondere einer Frau, widerfahren kann.«
In: Brähler, Elmar u. Yve Stöbel-Richter: Gesellschaftspolitische Aspekte der Reproduktionsmedizin. In: Kolb, Stephan et al. (eds.): Medizin und Gewissen, wenn Würde ein Wert würde... Frankfurt a. M.: Mabuse 2002, S. 334

Hier beugen die bekannten Kritiker der Reproduktionsmedizin eventuellen Vorwürfen von Seiten behandlungswilliger Kinderloser damit vor, dass sie den Leidenswert ungewollter Kinderlosigkeit überdeutlich anerkennen.

»Die Fruchtbarkeit des Menschen ist die Grundlage seiner Existenz.«
In: Patientenbroschüre eines IVF-Zentrums

In einer Umkehr dieser Formulierung muss den ungewollt kinderlosen Leserinnen und Lesern dieser Broschüre Kinderlosigkeit als eine existenzielle Bedrohung erscheinen.

---

20 Brockhaus. Bd. 12, Mannheim 1990, S. 444.

Die Denkfigur »ungewollte Kinderlosigkeit ist Krankheit« lenkt von der gesundheitlichen Gefährdung der Frauen ab. Gerade aber die gesundheitlichen Gefahren für Frauen sind es, die die Reproduktionsmedizin als soziale Praxis und den sie begründenden Fortschrittsdiskurs in Frage stellen könnten. Um das zu verhindern, werden die Techniken der assistierten Fortpflanzung in die semantische Nähe von »Natur« gebracht, so in den Formulierungen *der Natur helfen* (und nicht etwa »der Natur etwas aufzwingen«) und *die natürliche Selektion der Keime erfolgt auch in der Natur.* Reproduktionstechnologien werden als bewährte Verfahren dargestellt, vgl. die Ausdrücke *die traditionelle In-vitro-Methode; die klassische In-vitro-Methode* und *traditionelle Behandlung in vitro.* Die Behandlung findet unter Kontrolle von Ärzten und Technik statt: *unter Ultraschallkontrolle führten die Ärzte bei den Patientinnen Eierstockpunktionen durch; erklären die Ärzte geduldig.*

Der wichtigste Punkt jedoch und zugleich ein klarer Vorwurf, den man den Medien aus der Sicht der Kritischen Diskursanalyse machen muss,[21] ist der Verzicht auf Hinweise auf gesundheitliche Folgen für Frauen sogar an solchen Stellen, an denen solche Hinweise vom Textaufbau her möglich wären. Dies sind in dem analysierten Text die folgenden Stellen: *führten die Ärzte bei den Patientinnen Eierstockpunktionen durch und entnahmen reife Eizellen; wo man nur Zeit, Geduld und Geld verlieren kann* (bezogen auf unprofessionelle IVF-Zentren, dass man dabei auch die Gesundheit verlieren kann, wird nicht gesagt); *sie muss vorher einer hormonellen Behandlung unterzogen werden; die gegenwärtigen Methoden [...] bei allen Arten der Unfruchtbarkeit [...] sowohl bei Frauen, als auch bei Männern; eine neue Zeitrechnung für die Behandlung der männlichen Unfruchtbarkeit.* Hier bleiben die Nebenwirkungen und die ungeklärten Langzeitfolgen der Hormoneinnahme ebenso unerwähnt wie die Gefahren der Follikelpunktion. Beim Thema ICSI wird verschwiegen, dass es stets Frauen sind, die mit allen Risiken behandelt werden, auch wenn die Ursache der Sterilität beim Mann liegt. All diese Dinge hätten vom Textaufbau her gesagt werden können, würden gar zur Qualität des Textes positiv beitragen. Aber sie würden den Fortschrittsdiskurs stören. Sie bleiben deshalb unerwähnt mit der Folge, dass sich ungewollt kinderlose Frauen bei ihrer Entscheidung für die Sterilitätsbehandlung kein Bild von den Gefahren machen können.

---

21 Zu den Vorgehensweisen der Kritischen Diskursanalyse s. Telus, Magdalena: Gruppenspezifisches Stereotyp: Ein Modell der Einbettung in die Textproduktion. An russischem, polnischem und deutschem Material. Frankfurt a. M.: Peter Lang 2002 (= Sprache im Kontext 11).

Verharmlosung der Gefahren für Frauen in deutschen Texten

»Bei der Indikation nach b) 3. dient die Gonadotropin-Behandlung der Kompensation höhergradiger männlicher Subfertilität durch kontrollierte Polyovulation.« *In: BRZ-Arbeitskreis zur Entwicklung eines Leit-/Richtlinienkonzeptes: Empfehlungen zum Qualitätsmanagement bei der Diagnostik und Therapie der ungewollten Kinderlosigkeit. In: Reproduktionsmedizin 1 (2001), S. 64*

Hier werden Mann und Frau als ein Organismus behandelt. Dadurch bleibt es verschleiert, dass die Störung beim Mann durch die Behandlung einer gesunden Frau kompensiert werden sollte.

»Der höhere Aufwand in der Behandlung der Spenderin ist ethisch kein ausreichendes Argument für ein Verbot der Eizellspende.« *Katzorke, Thomas: Keimzellspende – Medizinische, soziale und juristische Aspekte aus ärztlicher Sicht. Abstract für das Symposiuum Fortpflanzungsmedizin in Deutschland, Berlin Mai 2000*

Hier werden die gesundheitlichen Gefahren für die Spenderin als *Aufwand* verharmlost. Mögliche ethische Bedenken werden als nicht statthaft zurückgewiesen.

Frauen in reproduktionsmedizinischer Behandlung – handelnde Subjekte oder Opfer?

In einer Diskussion im »Deutschen Ärzteblatt« übte eine Ärztin Kritik an meinem Ansatz. Sie schrieb:

> »Sicherlich ist es wichtig, die seelischen und körperlichen Belastungen einer Kinderwunschbehandlung offen zu benennen. Der Beitrag von Frau Telus scheint mir allerdings eher ein Täter-Opfer-Szenario zu entwerfen. Es wird der Eindruck vermittelt, der Frauenkörper werde von den Reproduktionsmedizinern ausgebeutet. Dem ist entgegenzuhalten, dass die Frauen freiwillig nach einer in der Regel umfassenden Aufklärung in die Behandlung einwilligen.« *In: Kuhn, Christel: Täter-Opfer-Szenario. In: Diskussion Reproduktionsmedizin. Deutsches Ärzteblatt 99/10 (8. 3. 2002), S. A620*

Der vorliegende Artikel ist eine Fortsetzung dieser Diskussion und unseres privaten Briefwechsels, der danach stattfand. Ich argumentiere, dass die derzeitigen gesellschaftlichen Interessen und die mit ihnen in einer Wechselbeziehung stehenden Diskurse so gelagert und von einer solchen Dramatik sind, dass Frauen, die sich für oder gegen eine Sterilitätsbehandlung entscheiden wollen, keine Möglichkeit haben, ihre Entscheidung unabhängig von den auf sie gerichteten Fremderwartungen zu treffen. Dass die Praxis der Reproduktionsmedizin große Potenziale zum Missbrauch von Frauenkörpern enthält, steht für mich außer Zweifel. Umso beunruhigender finde ich die Zurückhaltung, mit der die Gefahren für Frauen in der Öffentlichkeit angesprochen werden.

Sicher sind reproduktionsmedizinisch behandelte Frauen nicht nur Rezipientinnen von Diskursen, sondern prägen diese aktiv mit. Dem Opfer-Begriff haftet etwas Unangenehmes an und spätestens seit Deborah Tannen wird er von der Frauenforschung abgelehnt. Die Konversationsanalyse verweist darauf, dass Diskursteilnehmer zunächst einmal gleiche Rederechte haben und diese sich erst im Diskursverlauf asymmetrisch verteilen können. Wo immer Macht ausgeübt wird, so gibt es auch diejenigen, die es hinnehmen, dass sie ausgeübt wird. Tannen geht in ihrer Ablehnung des Opfer-Status für Frauen sogar so weit, dass sie auf den solidarischen Aspekt der Macht verweist: Wer die Vormundschaft hat, hat auch eine Sorgepflicht. Aber es gibt auch solche Macht, die keine Verpflichtung eingehen will. Sie ist vorzugsweise dort anzutreffen, wo es viel Geld mit wenig gesellschaftlicher Kontrolle zu verdienen gibt.

Postskriptum

An einer anderen Stelle erwähne ich als einen der Gründe, warum die Gesundheit der Frauen in reproduktionsmedizinischen Behandlungen so wenig Beachtung findet, den Umstand, dass an der konzeptionellen Entwicklung der Reproduktionsmedizin Frauen weniger beteiligt waren und sind als Männer. Zum Beispiel hat die Deutsche Gesellschaft für Reproduktionsmedizin einen neunköpfigen, ausschließlich männlichen Vorstand. Menschen, die keine Ovare haben, nehmen das Problem der Gefährdung von Ovaren anders wahr als Menschen, die Ovare haben.[22] In diesem Beitrag habe ich diesen Aspekt bewusst ausgelassen, um von den Diskursen über Familie und Fortschritt nicht abzulenken, die ich in ihrer genderübergreifenden Dimension darstellen wollte. Langfristig gilt es jedoch, den Genderaspekt in die Analyse einzubeziehen. Mein Textkorpus enthält hierfür auch humoristische Einlagen, wenn zum Beispiel von »Prof. Herbert Kuhl und Prof. Wilhelm Braendle von der Deutschen Menopause-Gesellschaft [...].« die Rede ist (In: Koch, Klaus: Hormonersatztherapie: Das Ende einer Legende. In: Deutsches Ärzteblatt 99/30 (26.7.2002), 1702f., hier S. 1703).

---

22 Vgl. Telus, Magda: Reproduktionsmedizin – zwischen Trauma und Tabu. In: Deutsches Ärzteblatt 51/52 (24.12.2001), 3430–35.

Anhang: Walewski, Paweł: Pomóc naturze. In: Polityka 23 (8.6. 2002), 74–76; relevante Textstellen in deutscher Übersetzung

Reproduktionsmedizin ist Fortschritt

- Prof. Marian Szamatowicz zeigte mir mit Stolz ein Ultraschallgerät, das der Klinik vom Papst Johannes Paul II geschenkt wurde [in Opposition zu:]
- der Erzbischof dröhnte von der Kanzel
- [Opposition verstärkt durch die Opposition Nonnenkloster vs. Kryobank in unmittelbarer Nachbarschaft, die Nonnen wollten lieber einen Ausblick auf verrostete Fahrzeuge als auf eine elegante Klinik]
- eine elegante Privatklinik
- sie wollen, das gibt es nicht – antwortete seine Eminenz
- [Zitate der Kirchenvertreter in Anführungsstrichen, Zitate der Reproduktionsmediziner als direkte Rede kursiv]
- die meisten Hausärzte erledigen die Angelegenheit schnell: »Sie können keine Kinder haben. Es tut mir leid«
- irren umher zwischen den siebzehn Zentren, die in Polen Behandlungen dieser Art durchführen
- [Aufteilung der Kliniken in diejenigen] die die größten Erfolge haben, die jetzt noch ihre Erfahrungen sammeln und die, in denen man nur Zeit, Geduld und Geld verlieren kann
- die Insemination wählen Frauen, die [...] sich die traditionelle Behandlung in vitro nicht leisten können
- seit der Geburt von Louise Brown 1978, des ersten in einem Reagenzglas gezeugten Kindes der Welt, hat sich der Umfang, in dem Unfruchtbarkeit behandelt wird, bedeutsam erweitert
- die gegenwärtigen Methoden der Insemination, der In-vitro-Fertilisation und der Mikromanipulation finden bei allen Arten der Unfruchtbarkeit Anwendung, festgestellt sowohl bei Frauen, als auch bei Männern [im Gegensatz zu früher]
- auch wenn es im Samen keine Spermien gibt, vermögen es die Ärzte, diese aus den tiefsten Ecken der Hoden rauszuholen
- diese Vorgehensweise, initiiert vor 10 Jahren von Prof. Gianpiero Palermo, eröffnete eine neue Zeitrechnung der Behandlung der männlichen Unfruchtbarkeit
- dies wird ihm ermöglicht durch das komplizierte System, bestehend aus einem Mikroskop, einem Thermostat [...], Computern und Videoapparatur
- auf dem Bildschirm sieht man eine Spermienschar

- im Behälter mit flüssigem Stickstoff (-196 °C) überdauern die Samenportionen mindestens einige Jahrzehnte
- eine Dienstleistung für Reiche [Kastenüberschrift]
- Medizin kann Menschen helfen
- was in Polen ganz verschwiegen wird, sind die sog. Lebensdepots [...], in Deutschland sind sie die Norm

Reproduktionsmedizin führt zur Geburt von Kindern

- Ärzte, die diese Unpässlichkeit heilen können
- von den künftigen Eltern erwartet man eine Engelsgeduld
- zu mir kommen Eltern, die Kinder haben wollen und ich kann ihnen helfen
- wenn es gelingt, diese bei uns zu zeugen
- Sterilität disqualifiziert sie nicht als potenzielle Eltern
- drei Schritte zum Kind [Überschrift]
- [Beispiel von Elżbieta, die nach sechs Jahren durch eine Sterilitätsbehandlung ein Kind bekam]
- Methoden, der Sterilität entgegenzuwirken
- die entstandenen Keime werden in die Gebärmutterhöhle der künftigen Mutter übertragen
- ICSI ermöglicht die Befruchtung in vitro auch bei nur wenigen Spermien im Samen
- den entstandenen Keim überträgt man danach in die Gebärmutter
- [...] zählt Sterilität zu Krankheiten, niemand kann es also verbieten, sie zu behandeln/heilen
- sogar in den besten Zentren endet der erste Versuch in der Hälfte der Fälle mit einem Misserfolg
- die Wirksamkeit der IVF-Behandlungen hängt von vielen Faktoren ab
- die Chance auf eine Schwangerschaft in einem Insemination-Zyklus liegt in den besten polnischen Zentren bei 20–25 %, bei der Befruchtung mit Spendersamen bei 37 %, während die traditionellen In–vitro-Programme eine Chance von etwa 30 % ergeben
- niemand kann nirgendwo eine Schwangerschaft im ersten Zyklus versprechen
- eine einmalige Durchführung einer Insemination oder eines IVF-Programms ist keine Garantie für Erfolg
- die letzte Chance [Überschrift]
- [Beispiel von Wojtek und Iwona, die überlegen, ob sie es ihrem Kind sagen, auf welche Weise es auf die Welt kam]
- Medizin kann Menschen helfen

- diese Kinder werden immer mehr
- so verhält sich die Mehrheit der Kinder
- in Großbritannien und in den USA treffen sich bei den alljährlichen Zu-
  sammenkünften die Eltern mit ihren Kindern aus dem Reagenzglas, um ein
  Zeugnis von der ungewöhnlichen Methode der extrakorporellen Befruchtung
  abzulegen
- die meisten geben sich damit zufrieden, der Klinik das Bild des geborenen
  Babys zu schicken
- indem wir den Kopf in den Sand stecken, wird es uns nicht gelingen, die
  Einstellung zu den Erfolgen der Medizin auf diesem Gebiet zu ändern

Ungewollte Kinderlosigkeit ist Krankheit

- eine Million Paare in Polen sind vom Sterilitätsproblem betroffen
- Ärzte, die diese Unpässlichkeit heilen können
- die Ehepaare würden alles geben für den Preis des eigenen Nachwuchses
- nur ich weiß, wie diese Leute mit ihrem Schicksal hadern, wenn sie keine
  Kinder haben können, und wie sie Gott dankbar sind, wenn es gelingt, diese
  bei uns zu zeugen
- in Polen jedes sechste Ehepaar, also Schätzungen zufolge – eine Million Paare
- die einzige Chance auf ein eigenes Kind sind die Techniken der assistierten
  Konzeption
- sterile Paare suchen also selbst nach Rettung
- die Weltgesundheitsorganisation zählt Sterilität zu Krankheiten, niemand
  kann es also verbieten, sie zu behandeln [pln. »leczyć« = »behandeln«, enthält
  aber auch die semantische Komponente »heilen«]
- das Recht steriler Patienten auf Kinder
- die Gesundheitsbehörden bezeichnen Sterilität als Krankheit
- in Ungarn werden im Rahmen der Krankenversicherung [pln. »Gesund-
  heitsversicherung«] Versuche extrakorporeller Befruchtung finanziert
- in Polen müssen Patienten alles aus der eigenen Tasche bezahlen
- für die Behandlung der eigenen unverschuldeten Krankheit muss ich selbst
  kräftig zahlen trotz der Versicherung
- früher konnte man auf diese Weise nur einer Frau mit kranken Eileitern helfen
- diese Vorgehensweise, initiiert vor 10 Jahren von Prof. Gianpiero Palermo,
  eröffnete eine neue Zeitrechnung der Behandlung der männlichen Unfruchtbarkeit
- Alter der Patientin
- die gewählte Behandlungsmethode
- Qualität der eingesetzten Medikamente

- jedes Paar, das mit der Behandlung beginnt
- die ganze Behandlung
- eine Hormonkur
- Preis der Medikamente
- Laboruntersuchungen
- die letzte Chance [Überschrift]
- Medizin kann Menschen helfen
- nach Bestrahlung oder Chemie kann er die Gesundheit wiedererlangen, aber er verliert die Chance auf eine Nachkommenschaft

Sterilitätsbehandlung ist gesundheitlich unbedenklich

- der Natur helfen [Titelposition]
- [Beispiel der biblischen Sara, der die Engel geholfen haben]
- für viele kinderlose Ehen sind Ärzte die zeitgenössischen Engel
- unter Ultraschallkontrolle führten die Ärzte bei den Patientinnen Eierstockpunktionen durch und entnahmen reife Eizellen
- die traditionelle In-vitro-Methode
- erklären die Ärzte geduldig
- die natürliche Selektion der Keime erfolgt auch in der Natur und niemand protestiert dagegen
- wo man nur Zeit, Geduld und Geld verlieren kann [keine Rede von Gesundheit]
- die klassische In-vitro-Methode
- sie muss vorher einer hormonellen Behandlung unterzogen werden [gesundheitliche Gefahren unerwähnt]
- traditionelle Behandlung in vitro
- die gegenwärtigen Methoden der Insemination, der In-vitro-Fertilisation und der Mikromanipulation finden bei allen Arten der Unfruchtbarkeit Anwendung, festgestellt sowohl bei Frauen, als auch bei Männern [es bleibt unerwähnt, dass die männliche Sterilität durch die Behandlung von gesunden Frauen behoben werden sollte]
- diese Vorgehensweise, initiiert vor 10 Jahren von Prof. Gianpiero Palermo, eröffnete eine neue Zeitrechnung der Behandlung der männlichen Unfruchtbarkeit [es bleibt unerwähnt, dass die männliche Sterilität durch die Behandlung von gesunden Frauen behoben werden sollte]
- Medizin kann Menschen helfen

Zu den AutorInnen

Isabelle Azoulay, Dr. phil.
geboren in Paris, studierte an der Sorbonne und an der Geothe-Universität in Frankfurt Philosophie und Soziologie. 1996 erschien ihr erstes Buch, »Phantastische Abgründe«, über Gewaltbilder in der weiblichen Phantasie. Isabelle Azoulay lebt in Berlin und hat eine elfjährige Tochter.

Lea Beckmann, Dr. rer. medic.
Hebammenwissenschaftlerin, ist Kinderkrankenschwester und Hebamme und leitet seit Juni 2015 der Studiengang Hebamme DUAL an der hochschule21 in Buxtehude.

Ulrike Hauffe, Dipl. Psych.
Bremer Landesbeauftragte für Frauen, Vizepräsidentin der Deutschen Gesellschaft für Psychosomatische Frauenheilkunde und Geburtshilfe (DGPFG), hat (von 1974 bis 1994) als Psychologin in Klinik und Praxis gearbeitet.

Gabriele Meyer
Wissenschaftliche Mitarbeiterin und Doktorandin in der Fachwissenschaft Gesundheit an der Universität Hamburg, Erstes Staatsexamen für das Lehramt an der Oberstufe – Berufliche Schulen / Gesundheit und Germanistik, examinierte Krankenschwester.

Ingrid Mühlhauser, Dr. med.
Univ.-Prof., Fachärztin für Innere Medizin und Endokrinologie, Habilitation für Innere Medizin mit Schwerpunkt Gesundheitserziehung. Seit 1996 Professur für Gesundheit an der Universität Hamburg, Koordination des Studienganges Gesundheit.

Birgit Reime, Dr. phil., MPH
Dipl.-Psych. & Epidemiologin, von 1990 bis 2000 wiss. Angestellte in medizin-
soziologischen Instituten, von 1991 bis 2000 Dozentin an einer Hebammen-
schule, 2003 Gastprofessorin an der Universität von British Columbia in Van-
couver, Forschungsgebiet perinatale Gesundheit.

Ingrid Schneider, Dr. phil.
Diplompolitologin, wissenschaftliche Mitarbeiterin der Forschungsgruppe
Medizin/Neurowissenschaften am Forschungsschwerpunkt Biotechnologie,
Gesellschaft, Umwelt (BIOGUM) der Universität Hamburg. 2000 bis 2002
Sachverständiges Mitglied der Enquete-Kommission »Recht und Ethik der
modernen Medizin« des Deutschen Bundestages. Seit vielen Jahren aktiv in
Wissenschaft und Politik zur Frauengesundheitsbewegung.

Beate A. Schücking, Dr. med.
Professorin für Gesundheits-und Krankheitslehre, Psychosomatik von
1995–2011 an der Universität Osnabrück, hat dort den Forschungsschwerpunkt
Maternal- and Child Health aufgebaut. Sie ist Fachärztin für Allgemeinmedizin
und Psychotherapie und seit 2011 Rektorin der Universität Leipzig.

Magda Telus, Dr. phil.
Lehrbeauftragte an der Technischen Universität Chemnitz, Fachbereich Inter-
kulturelle Kommunikation. Forschungsschwerpunkte: Stereotypen- und Iden-
titätsforschung, öffentliche Wahrnehmung von live sciences in Ost- und West-
europa.

Marsden Wagner
Pädiater und Public Health-Experte, leitete über 15 Jahre die Abteilung »Mutter-
Kind-Gesundheit« des Regionalbüros für Europa der Weltgesundheitsorganisation (WHO) in Kopenhagen. Seit seiner Pensionierung arbeitet er als international tätiger Consultant. Er lebt in Washington, DC (USA).